医家16代の名医が教える

中村天風 哲学

茂原機能クリニック院長
伊藤 豊

今すぐストレスフリーになれる「マインド・フルネス」の習慣

セロトニンが優位になる禅語付き

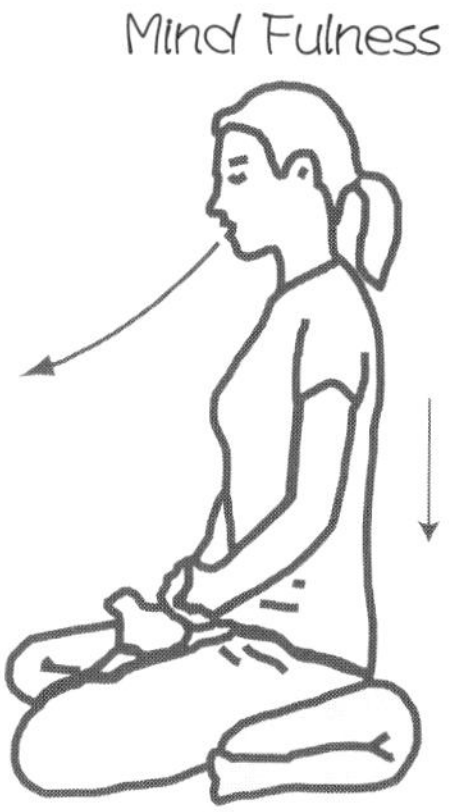

KKロングセラーズ

はじめに

人間が死にものぐるいになったとき、常識を超えたすさまじい力を発揮できることは、日常よく耳にしたり、実際に経験することです。

極限の状態における人間の力は想像以上に強烈です。

こんな力が、日常生活や仕事の上で、ここ一番というときに発揮できれば、人生はすばらしいでしょう。

天風先生は、「人間は本来そういう力を持っている。それに気がつかないでいるだけだ」と言っています。

禅に、「**大死底人《だいしていのひと》**」という言葉があります。

これは、趙州従諗《じょうしゅうじゅうしん》と投子大同禅師《とうすだいどうぜんじ》との間で交わされた会話に由来しています。

「趙州、投子に問う。大死底の人、却《かえ》って活《かつ》するときいかん。投子いわく、夜行を許さず、明《めい》に投じて、須《すべか》らく到るべし」

つまり、「心身ともにこだわりを超越でき、煩悩、妄想、欲を払い尽くした人（大死底人）が新しい生を得るにはどうしたらいいのかね」

「夜歩きせず、明るい朝を待ってから行けば、どこにでもたどりつけるさ。大死に徹することができれば、新しいエネルギーが必ず満ちてくるものだ。死ぬ気になれば死にはせぬ」と。

お釈迦さまでさえ、四苦八苦で悩まれたのです。「大死」に瀕することは、人生最大のチャンスである場合も多いのです。もちろん、そのまま、暗黒を見たまま、沈んでしまう人もいます。

これをチャンスだと思うか、不幸と思うかです。大死に瀕したとき、徹底的に死んだ気になるかどうかにかかっているのです。

「もう一度自分の人生を考え直さなければいけない。自分にとって本当に大切なものは何か。自分は今、何をすべきか、そして何ができるか」と天風先生は言います。

自分で理想を掲げ、目的を持ち、計画を立てて、自分自身が仕事を通して成長するような生き方をしていたのだろうか？

人に喜ばれるように、世の中の役に立っていただろうか？

と、悩んでみても、アメリカン・グローバリゼーションがはびこり、成果主義が大手を振り、人間性だとか、個性が軽視され、すべてに「結果」だけが求められる現在になってしまったのです。

すさまじい勢いですすんでいるコンピュータ化、ＡＩ化で、人間としての仕事はどんどんなくなってしまうでしょう。

「一九七〇年なりたい職業ランキング」（朝日新聞「現代っ子の『なりたい職業』は…」男の子のベストテンより）、私が大学受験の年です。

一位「エンジニア」二位「プロ野球の選手」三位「サラリーマン」四位「パイロット」五位「電気技師」六位「医者」七位「自営業」八位「科学者」九位「建築設計士」一〇位「マンガ家」

では、二〇一七年では（同前）

一位「学者・博士」二位「野球選手」三位「サッカー選手」四位「警察官、医者」六位「大工」七位「消防士」八位「食べ物屋」九位「建築家、水泳選手、電車運転士、料理人」でした。

では、「将来、なくなってしまう職業は？」「人間にしかできないことはなんだろう？」ご想像にまかせます。

どんな時代になろうと、天風先生の言われるように「**どこまでも人間をつくれ。それから後が仕事だよ**」ということです。

文明・文化がすすめばすすむほど、増えるのがストレスです。誰が何と言おうが、ストレスだけは増えることがたしかです。

「**人生にはね。自分が知っている以上の大きな消息や事実があるのだよ。自分が何のために生きているのか。何が幸せで、何が不幸せか。そこのところを、落ち着いてよく考えてみることだ**」と天風先生は言われました。

「消息」とは、事情、様子という意味である。人が生きていたり（息）、死んだり（消）することでもある。つまり世の中には、あらゆるものが生きたり死んでいったりする大きなうねりのようなものがあって、すべてがその波の中で営まれているのです。

「本家天風哲学」を「分家マインド・フルネス」が科学的にその有用性を示してくれました。また、セロトニンを優位にしてくれる禅語をつけ加え、その実践をしてもらいたいと思います。

伊藤　豊

もくじ

2章 自分の心の動きを知る。意識を開発する

3章　心の奥の汚れを落とし、頭の中を入れかえよ

4章 ストレスから解放される天風流マインド・フルネス

5章 マインド・フルネス実践法

7章 積極的精神養生法 正直に、親切に、愉快に

1章

いつも「今」に目を向けよう

●たった一つの答えなんてない、自分に生きればいい

禅問答って何だろうか。

いつも、たったひとつの結論を出そうと悩んでいる。

禅問答の「答え」なんて「ない」のです。

それぞれが、自分の脳が考えたことを基準にして、他人の考えも十分に参考にし、生きていく。

いい、悪いという二者択一にこだわっていたってしょうがないじゃないですか。

「変わらなくてもいい」「変わってもいい」と思っていると、すこしは楽になります。「〜ねばならない」と思っていたら、何もできないのです。

家人の「癌性うつ」に付き合って考えたのが、「生きる」こと。

社会の常識から抜け出せない。とにかく一般常識のワク内で、うまく適応して、いい人でいたい、いい人でないといけないと思い込んでしまう。

「誰がそんなものを望んでいるのよ」

「朝日とともに起きて、カーテンをあけ、二〇分間散歩してきてよ！」

「消極的な態度、行動が、自分の生命エネルギーをどんどん減少させてしまうのよ」

との言葉を残して、家人は帰らぬ人になってしまいました。

医学的常識（？）に生きるのではなく、「自分に生きろ」です。

●「婆子焼庵《ばすしょうあん》」――お婆さんが庵を焼いてしまった

この禅問答は、むかしから、禅の世界では、「難透難解《なんとうなんげ》の問答」として、たいへん名高いものです。

「難透《なんとう》」とは、この問答を通過して、老師から「よろしい」と、許しを得るのは、とても、むずかしいという意味です。

「婆子」とは、おばあさん、「焼庵」とは、庵《いおり》を焼いた、という意味です。つまり、「おばあさんが、庵を焼いてしまった」という問答です。

この問答は、中国南宋代に成立した、『五灯会元《ごとうえげん》』という禅の公案集に出ています。

「昔、婆子《ばすあ》有って、一庵主《いちあんじゅ》を供養《くよう》し、二十年を経る」

むかし、あるおばあさんがいた。このおばあさんは、坐禅修行している人で見どころのある禅僧に、わざわざ庵まで建てて、毎日の食事をはじめ、生活の面倒をいろいろとみてあげていた。

若い禅僧は、その恩にむくいるために、それはもう、坐禅の修行だけを心がけて、けっして、気をそらすことがなかった。

あっという間に、二〇年が、たってしまって、二〇歳だった禅僧も、男盛りの四〇歳を少しまわるころになった。

次に、こうあった。

「常に一二《いちに》と八《わ》け、女子飯を送って給侍《きゅうじ》せしむ」

「一二と八け」とは、二人を一人ずつに分けて、という意味。

つまり、若い女性二人を、一人ずつかわるがわる、おぜんに食事を乗せて、給仕させた。二人で、一度に運んだのではなく、一人ひとりに運ばせたところが、このおばあさんの、なかなか、たくみなところである。

●坐禅をしているお坊さんに抱きついてごらん

「一日、女子を令《しめ》して、抱定せしめる」

ある朝、おばあさんは、給仕している娘さんに、こう言った。

「今日は、おぜんをお坊さんの前に置いたら、そのまま、すそをパッとひらいて、抱きついてごらん」

そして、お坊さんに、こうささやきなさい、と、言った。

「正恁麼《しょういんも》の時如何《いかん》」

お坊さんに、しっかりと、抱きついたら
「ねえ、こうされたら、どんなお気持ち？」

と、ささやきなさい……と。

「はい」

と、娘さんは、言われたとおりお坊さんに、色っぽく抱きすがった。

まだ若く、カッカッと燃えるようなふくよかな足を、さらりと流して、甘い牡丹の花が咲き崩れるように、二〇年間、一心不乱に坐禅修行した禅僧の胸に、誘惑の火を吹きかけた。

さあ、どうする？

「煩悶」？？？

二〇年もの間、身を粉にして、坐禅をしつづけることなど、そう誰もが、簡単に、できることではない。

そのまじめな僧に、こんなことをしかけて、おばあさんは、いったい、なにを、どう、調べようとしているのか？

朝の食事を、いそいそと運んできてくれた、いつもの若々しくチャーミングな女性が、食卓に置くや、いきなり、自分のひざの上にしなだれかかってきた。

禅僧は、かつて、女性を抱きしめたことは、ない。

胸にすがった女性の髪が、ムラムラ燃えあがるように、美しく、やさしい。

腹の底には、ふくらみのある女性の体温のぬくみが、うっすらと、自分の体にしみこんでくる。さあ、どうしよう。

理性の「前頭前野」、欲の脳「視床下部」、現状維持を望む「潜在意識」の戦いです。

●「枯木寒巌《こぼくかんがん》に倚《よ》って三冬暖気無《さんとうだんきな》し」

さすが、二〇年も坐禅を組みきった修行僧、カッコいいことを、言うではないか。

枯木寒巌に倚って三冬暖気無し

「枯木」とは枯れ木。「寒巌」とは、切り立っているけわしいがけ。「倚《よ》って」とは立っていること。

つまり、

「二〇年もの長い間、坐禅修行をしたわたしの心境は、ちょうど枯れ木が、切り立っているけわしいがけに立っているようなものだ。誰といえども、わたしに、近寄ることは、できないのだ」……と。

「枯木」とは、よく、いったものだ。枯木には、青々とした生々しい葉っぱも、色美しい花も咲いていない。お色気なし。禅僧は、雑念、俗念、欲念を、すっかり消して、清浄な心になったというのだ。

さらに、つけ加えて、「三冬暖気無し」……と。

「三冬」とは、三年間。「暖気」とは、男女の愛欲の、ぬくんだ、暖かい色気をさす。

「ここ三年間は、女性の肉体に愛欲の暖かさを求める気持ちは、さらさら、ない」

と、禅僧は、冷たく、言い放ったのだ。

禅僧は、娘を横に坐らせ、すっかり、落ち着きはらって、筆をとり、紙にすらりと、「枯木寒巌に倚って三冬暖気無し」と、書いた。

「これを、おばあさんに、持っていきなさい」

娘は、なにがどうしたのか、ほとんど、わからなかったが、禅僧の言うとおり、墨で書かれた紙をにぎり、はずかしそうに、戸を開けて出ていった。

おばあさんは、娘が持ってきた禅僧の書いた文字を、まじまじと、見た。

さっと、おばあさんの顔色が、青ざめた。紙を持った手が、震え出した。

●わたしは二〇年もの間、こんなクソ坊主の面倒をみていたんだ

そして、こう叫んだ。

「我二〇年この俗漢を供養す」

「俗漢」とは、いやしく俗っぽい人のこと。

「供養」とは、敬意を持って、いろいろお世話したり、食事を差しあげること。

「なんたることか！　わたしは、二〇年もの間、こんな俗っぽいクソ坊主を、尊敬して、お世話をし、面倒をみていたんだ！」

と、叫びながら、おばあさんは、禅僧のいる庵に、サッと、どなりこむ。

禅僧は二〇年の坐禅の修行が、みごとに実った……と、思っていたにちがいない。

若い、魅力にあふれた女性が、ひざの上に乗っても、性的な誘惑の心はみじんも起こらなかったのだ。

「これで、二〇年も世話をしてもらったおばあさんにも、顔が立つ。わたしは、徹底した修行によって、ついに、ゆるぎなき不動心を得た。性の誘いにも、まったく、動

揺することは、なかった」

彼は、そんなふうに思っていた。


大脳皮質の中の「島皮質《とうひしつ》」が刺激されなかった。島皮質は人に共感したり、情動のコントロールをしたり、身体感覚の受容を担ったりするところなので、自分をきちんと受け止め、そして他人のこともきちんと見ることができるようになる。

これが坐禅という修行の結果なのです。


彼は、さわやかな風に、名月が吹かれているような、キリッとした美しい姿で、坐禅を組んでいた。

そこへ、おばあさんが、烈火のごとく、バタバタと飛び込んできた。

「我二〇年この俗漢を供養す」

こう大声をあげ、棒を振りあげて、この禅僧をたたき出した。

禅僧は、両手をあげ、こう言った。

「待ってくれ。わたしのどこが悪い。俗漢とは、ひどいことを言うな。罪深いことは、なにもしていないではないか。どこが気に入らないんだ！」

おばあさんは、聞く耳を持たず、こう叫んだ。

「このクソ坊主がっ……。おまえみたいな、いやらしいヤツが、二〇年も住んでいた庵なんか、見たくもないわっ！」

●禅僧をゴミを吐き捨てるように追い出し、庵に火をつけた

「遂に遣出して庵を焼却せり」


「遣出」とは、捨てるように、追い出すこと。

「焼却」とは、焼き捨てること。

二〇年もの間、まじめに坐禅をしつづけた禅僧を、あたかも、ゴミを掃き捨てるように、追い出し、そのあと、けがらわしいと、すぐ、庵に火をつけて、二度と来ないように、パッパッと焼いてしまった……と。


怒る・怖れる・悲しむ脳「青斑核」、好き嫌いの脳「扁桃核」の暴走で、理性の脳

「前頭前野」がハイジャックされた状態です。

おばあさんは、なぜ、こんなに行いがきれいで潔白な禅僧を、追っぱらったのか？　禅僧も、なぜ、自分が、こんなにも、無礼なやり方で、追い出されたのか、さっぱり、わからなかった。

ここから、禅僧の立場で、考えてみてください。おばあさんの行動については、しいて、立ち入らない。

あなただったら、この娘さんに対して、どういう行動に出ますか？

「二〇年も修行したんだ。おれだって、女の誘惑に、負けるわけには、いかない」

「抱きません」

「庵を焼かれて、住むところもなくなって、あしたから、坐禅も組めなくなってもいいのかい」

チリンチリン。

「おばあさんのすすめにしたがって、娘さんを、抱かせてもらう。これもまた仏の慈悲かもしれない。よし、思い切って……。娘さんを抱きます」

潜在意識と顕在意識のたたかいです。理性の脳「前頭前野」、欲の脳「視床下部」は？

「なにっ、抱くだと？　とんでもないことを言うやつじゃ！　僧が女性に対して、性の交わりを行うのは『女犯』といって、きびしく禁止されていることだ。出家して、女性を犯す僧は、僧の位を失う。それでもいいのか！」

「抱く」「抱かない」とは、禅的ではないですよね。

おばあさんが、禅僧を追いだしたのは、抱いたとか、抱かなかったということではなく、この二〇年間の坐禅の質、修行の内容かもしれない。あの「枯木寒巌に倚って、三冬暖気無し」の言葉の奥にあるものは？

女性軽視の心根。

「わたしは、けわしい断崖絶壁の頂上に立っている枯木のような存在だ。いくら若くても、女性には登ってこれまい」

この禅僧は、二〇年も女性にお世話になっていながら、坐禅を組んで、自分だけが、格の高い人間になったと、思いちがいをしている。

●坐禅を組んだくらいでいい気になりなさんなよ

なにが、「おまえさんには、近づけない」だ?

なにが、「あんたらには、登ってこられない」だ?

坐禅を組んだくらいで、いい気になりなさんな……と。

おばあさんは、そう言いたいのだ。

坐禅修行で、自我が邪魔になるが、この禅僧は〝自己へのとらわれ〟から脱していないようである。

娘さんたちは、かわるがわる二〇年もの間、おまえさんに、朝、昼、晩と食事を運び、みんなで、なにかと、世話をしてやったのではないか。

その娘さんたちに、「ありがとう」と、感謝したことが、あるのか。いつも、自分だけ、むっつり坐禅を組んで、すましこんで、自分だけは、聖人のような顔をして、やさしい、いたわりの言葉のひとつもかけず、いばりくさっている。

ああ、そうか。じゃ、そんなエゴの自己チュウの人間離れしたおまえさんには、明日から近づかないよ。近づかないから、ご飯もやれない。ざまあ、みろ……と。

坐禅をして、なにを、悟るのか。

それは、

「天地《てんち》同根《どうこん》、万物《ばんぶつ》一体《いったい》」

ということではなかったか。

「天地同根」とは、天地と我と同根ということだ（『碧巌録』）。

わたしたちは、あまりにも、自分と他人を分けて考えるように、どこでも、訓練されてきた。

たしかに、自分と他人は、違う。

が、坐禅して、鼻から出入りしている呼吸のすごさを、しみじみ感じているうちに、その呼吸が、天地自然の「ものを生み、ものを育てる力」、つまり、天地自然の偉大なる「生成力」であったことが、感じられてくる。

頭ではなく、身をもって、すぐれて立派な大きな生命の力が、自分自身の下腹に、ずんずん感じられてくる。

「呼吸の尊さ」を知るのだけは、どうしても、坐禅にかぎる。

自分は、いま、こうして生きている。自分は、いま、呼吸している。が、この呼吸によって、自分は、天地自然とまったく同じ生命で、こうして生きていられるのだ。しかも、だれもが呼吸は、まったく同じだ。

●この自然の生命をわたしに与えてくれたのは誰か

『碧巌録』に、「万物と我と一体なり」とある。

「万物」とは、この地球上に生きているすべての生物、という意味です。

人間一人ひとりも、じつは、地球上に生きている生物と、まったく同じ自然の生成力・生命力によって、生きている。

この自然の生命を、わたしに与えてくれたのは、いったい、誰か。

わたしは、人間として、今日まで有意義な生活をさせていただいた。

ひとえに、呼吸だ。

この呼吸は、母のおかげだ。

「本来真面目」

「本来」とは、もともとありのままの生命。「真」とは、「うそいつわりのない」という意味。「面目」とは、姿、形である。

つまり、もともとからある、うそいつわりのない「生命の姿」となる。

もとからある、あるがままの「生命の姿」。

それは、呼吸だ！

「呼吸の姿」をはっきりと見きわめる。呼吸こそ、自分が真に生きる基本なのだ。

●お婆さんはなぜ怒り狂ったのか

話を元に戻しましょう。

おばあさんは、どうして怒り狂い、庵を焼き払ってしまったのでしょう？

自分だけが、きれいならいい。

自分だけが、清らかならいい。

自分だけが、やすらかならいい。

自分だけが……。自分だけが……。

おばあさんは、

「そんなエゴったらしい悟りは、いらん！」

そう言って、怒っているのです。

それに、こうです。

「おまえさんをつくったのは、女性のお腹の中の力じゃないか。けっして、忘れるな。女性がいてこそ、おまえが産まれたのだぞ。それを、わたしは二〇年も坐禅を組んだから、女はけがらわしい、女は修行の邪魔になる、女は必要がない、だとっ？おまえさんは、二〇年坐禅を組んで、女嫌いになったのか。女を軽蔑して、女に嫌われたら、どういうことになるか。思い知らせてやる！」

と、たたき出し、庵に火をつけたのです。

おばあさんは、そのとき、どうしようもない気持ちで、こう思った。

「だいたい、仏教界の『女犯』という、女性との交わりを禁止する決まりも、おかしな話だ」……と。

出家僧は、妻を持ってはいけない。修行僧は、女性と交わるな。しかし、僧の使命とは、修行した力によって、人の苦悩を救うことではないのか。

女性は、子を産み、子を育てることで、たくさんの不安をかかえ、やすらぎを失う。その女性の不安定な心に、安心を与えるのが、僧侶のひとつの重大な仕事であろう。使命であろう……。

おばあさんの怒りは、おさまらない。

「とにかく、『女人禁制』とは、無礼千万。女性はけがれが多いから、寺へ入るのは、禁止する。冗談言っちゃ困るね。僧侶の子孫は、断絶するぞ」

永い仏教の歴史の流れの中で、たとえば「女人禁制」のように、とんでもない、暗い常識が、定着した。うっかりすると、その間違いだらけの常識が仏教の主流となってしまったことも、しばしばある。

「婆子焼庵」という禅の問答は、女性軽視への警告であった。

●天風哲学の人間観の基本

人間には寿命があります。人間は必ず死にます。

しかし、生きている間は、健康に生きられるのが人間であり、運命もまた変えていけるのが人間なのだと天風先生は説かれました。

肉体的にも、精神的にも強く生きられるのだ、と。その方法論が、実践哲学としての**「心身統一法」**なのです。

「この世に生を受けて五〇年という人がいる。しかし、その人の生命の歴史はそんなものではない。生命は、はるか昔の四〇億年前の地球の原始の海からはじまっている。それ以来、さまざまな過酷な条件の中で生きて生きて生き抜いて、その最先端の人間としていま、その人自身の個性を持って存在している。すると、その人の生命の歴史は四〇億年プラス五〇なのだ」。

確かに生命は、単細胞からはじまり次々と進化して三葉虫になり、魚になり、海から陸に上がって両生類から爬虫類、哺乳類、霊長類、そして人類へと進化していった。

生まれるまで胎児がその進化の過程をたどるように、確かにわれわれの人間の命は四〇億年プラスの歴史を持っているのである。これは誰にも否定はできない。地球上の生物の中には恐竜やマンモスのように絶滅した種もあるが、生命は生き抜くために進化をしてきた。

生き抜くために昨日より今日、今日より明日と常に進化し、向上しているのである。われわれ人間は、その頂点に立っているのだ。

その最先端の生命をもって息づいているのが「私」である。それだけではなく、進化・向上のトップランナーとしてさらなる進化・向上のために生かされている。

つまり、人間は生命の進化・向上に貢献する使命を持っている。これが、天風先生の人間観の基本であります。

●人間は使命を全うするために潜在能力を持っている

そして、人間は同時に、その使命を全うするために潜在能力を持っている。

さまざまな種が、過酷な環境の中で生き抜いてきた力を内に秘めているというのです。

天風先生の理論は、さらに大きく展開するのです。

人間の命の元は地球の原始の海にある。その地球を生んだのは太陽であり、太陽系は銀河系から生まれている。その銀河系は、現在の学説では百五〇億年前のビックバンによって生まれている。その爆発はいまも続き、爆発の影響は今日もなお拡がりつつあるという。

ビックバンがなぜ起こったのかは、宇宙物理学者たちがいろいろと説明している。

一つだけ確かなことは、**ビックバンを起こす元のエネルギー**があるということだ。

●一番大切なことは「命を大事にすること」

当然、その元のエネルギーにもさらに元のエネルギーがある。元の、元のと追求していくと、最後には根源主体があるはずだ。

天風先生はそれを宇宙エネルギーの根源主体、宇宙の霊妙不可思議のエネルギーの本体という意味で、**「宇宙霊」**と名づけた。世に言うところの「神」である。

そして、その神のエネルギーを一〇〇％身につけて完成された人を仏と呼ぶ。

天風先生は、このように神仏を規定したから、こう戒めます。

「われわれは神によって生かされている。だから感謝をしなければならない。しかし神様というものは人間の姿をして、お前の願いを叶えてくれるものではないんだ」と。

天風先生は、「神」という言葉を好んでは使わない。「宇宙エネルギーの根源主体」といわれる。

この根源主体の持つエネルギーこそ、人間の生命のエネルギーと通じており、同じものであると説いたのです。

ここから、一番大切なものは、**「命を大事にすること」**です。

天風先生は、純粋に個人の生き方から命の哲学を説いたのです。

命を大事にするというと、ある面でさまざまな誤解が生まれます。たとえば、肉体本位で命を守ることばかりを考えれば、卑怯であれ何であれ、とにかく生き延びればいいことになる。かといって、精神本位で心のみを考えれば、身体的な死を軽視する思想が前面に出ることになる。

心ばかりを重視しても、現実からかけ離れたものになってしまう。しかし、命は肉体だけに納まるものではない。

命は、心と身体とが一つになって初めて成立するものだ。だから、心と体を統一し、それを鍛錬して生きることが大切になると、天風先生は説いたのです。

●身体と魂で受け止め実践する心身統一哲学

心身統一哲学とは、頭で理解するものではない。身体で、魂で受け止め、それを実践することです。

知識は容易に得られるが、簡単に身につくものではありません。体を内面からゆっくりと変革していくのです。たとえると、漢方薬的効能といえるかもしれません。しかし、西洋医学のような即効性もあるのです（今の瞬間の現実に常に気づきを向け、その現実をあるがままに知覚し、それに対する思考や感情にとらわれないでいる心の持ち方）。

「あァ〜、そうか」と気づいたときが、バースデーです。

「マインド・フルネス」がアメリカのＩＴ企業の社員研修に取り入れられたり、学校の授業や名門大学の講義でも教えられるなど有名になりました。脳科学的研究も多く発表されています。

天風哲学を脳科学的に分析し、天風流マインド・フルネスにしたいと思います。

臨床疾患のみならず、予防医学、教育、福祉など幅広い分野で活用されるものです。

マインド・フルネスとは、元来、開放的でとらわれない心の状態を意味しています。

「〝今〟この瞬間の体験に意図的に意識を向け、評価をせずに、とらわれない状態で、ただ観ること」と定義します。

なお、〝観る〟は、見る、聞く、嗅ぐ、味わう、触れる、さらにそれらによって生じる心の働きを観る、という意味です。

〝気づき〟とは〝その時々の経験〟を中立的に受け入れることであり、**心配、恐れ、怒りなどといった心理的な苦痛に対する、効果的な解毒剤**とみなされているのです。

●不安、心配、苦しみから逃れさせる「ヴィパッサナーの瞑想」

不安、心配、苦しみから逃れさせる瞑想法をご紹介します。

ヴィパッサナーとは、**「つぶさに観察する」**という意味です。お釈迦さまは、「四念処経」で、身念処、受念処、心念処、法念処という四つの瞑想法を説かれました。**まず、自分の身体の部分、その動きを詳しく観察し、それを自分に言い聞かせなさいと教えられた（身念処）**。

「今、私は自分の右足に心を向けている」と自己報告します。次に、「今、私は自分の左手に心を向けている」と自己報告します。このように、自分の身体の部分を詳しく観察すると、悩みが軽減するというのです。

次に運動を考えてみましょう。まず、「今、私は立ち上がります」と自己報告をして、立ち上がります。次に、右足を前に出して、「今、右足が前に出ました」「今、右足が前に出ました」と自己報告します。次に左足を前に出し、「今、左足が前に出ました」と自己報告します。これは歩いているときなどに行います。

私たちは道を歩いているときにも、何か嫌なこと、失敗したこと、他人を羨むような気持ち、さらには他人の不幸を望むような気持ちが浮かびます。「そんなことを考えてはいけない」などと思っても、心配や憎しみなどが心を捉えてしまいます。

このようなときに、こんな考えを追い払おうとしても、ますますその考えが頭を支配してしまいます。

そこで、「今、右足が前に出ています」というような自分の動きに注意を払い、それを自分に報告するのです。

すると、不思議に心が落ち着き、嫌なことが消えていきます。

「思い出す」というくせ者を退治するのが、お釈迦さまの身念処です。

「受念処」、「心念処」――感じていること、思い出したことを言葉にする。

好き、嫌い、憎い、欲しい、羨《うらや》ましい、奪いたいなどは本能です。大脳辺縁系にある、記憶の脳「海馬」、好き嫌いの脳「扁桃核」、やる気の脳「側坐核」、欲望の脳「視床下部」に情報が入り、感情が生まれ、身体にさまざまな変化が生じます。

お釈迦さまは、五感から入った感覚を意識すること、さらにそれを言葉にして自分に言い聞かせることによって、感覚から感情、本能への意識の流れを中断させることができることに気づきました。

つまり、**自分が感じていること、思い出したことを言葉にするのです。**さらに、言葉にすると感情の中枢への意識の伝わりが、中断されるので、苦しみを止めることができるのです。

たとえば嫌な人を見たり、嫌な言葉を聞いたりする場合に、「自分は嫌な人を見ています」「自分は嫌な言葉を聞いています」と自己報告すると、感情への刺激を抑制できると言われました。

さらに、これが感情や情動、あるいは妄想、煩悩を生むような場合、「今、私はあの人を憎む心が浮かんでいます」「今、私は不安な気持が浮かんでいます」と自己報告すると、感情から起こる行動を抑制できます（心念処）。

このように、**事実をありのままに観察して自己報告する方法**を教えてくれたのです。

●起きていることをありのままに観る

仏教の場合、欲望を滅することを目指します。

そのために**「今」を大切にし、「今以外に存在するものはない」という悟りを大事にします。**

「今」を忘れると煩悩が漏れ、それが苦しみを生むと考えるのです。「今」を忘れることを「忘念」「放逸」といいます。

そのために、いつも「今」に目を向けることが大事とされ、それを「不忘念」「不放逸」といいます。

このような「漏れ」をなくしたところを「漏尽通《ろじんつう》」と呼んでいます。

マインド・フルネスは瞑想の一形態であるヴィパッサナーの瞑想に由来し、仏道修行が寿命を延ばす可能性があることで進化してきました。

これは科学的に証明されています。

ヴィパッサナー（Vipassana）とは"Vi"（ありのままに）＋"Passana"（観察する）**「起きていることをありのままに観る」瞑想**です。

一切の思考や判断を入れず、基本的な観察対象を決め、その対象を捉え続けるために注意を向け、その状態を保つ。

そうしていると、まだ起きてもいない未来についても心配することや、過去の記憶とそれにともなう感情に不快にされるということは、妄想にすぎないことに気づくことができるようになります。

呼吸に集中することによって、「一点に集中する」ことができ、脳に対し最高の休息を与えることができるのです。

●過去や未来を思い悩まず、今に集中する

唐代の無業《むごう》禅師はだれに対しても「**莫妄想**《まくもうそう》（妄想をすること莫《なか》れ）」と唱えたという。

「妄想」は現実からかけ離れた空想や夢想をしたり、考えても仕方のないことをあれ

これ思い悩むこと。

病気になった人が、「本当に治るのだろうか」と不安になったり、思い悩んだりする。

肉体や心の欲望、未来への不安や過去への執着など、私たちの心を曇らせる最大の原因が「妄想」です。それをくよくよと考えるなというのが「莫妄想」。

元寇（一二七四年、一二八一年）の危機にさらされていた鎌倉時代、執権・北条時宗は、強大な元軍とどう戦えばよいかと悩み、中国から招いていた無学祖元禅師のもとを訪れました。無学禅師は時宗に「莫妄想」とさとしたといいます。

時宗はこのひとことで決心を固め、いまできる限りの防備に全力を尽くして、あとは天命を待つ心境にいたったといわれています。結果は、元軍とも暴風雨に襲われ、壊滅状態になった。


済んでしまったことは忘れましょう。

今できることに全力を尽くしましょう。

よりよい未来をつくるのは今の努力しかありません。

冷暖自知《れいだんじち》——何事も経験しなければわからない

「人の水を飲みて冷暖自知するが如し」（人は自分で水を飲んで、初めて冷たい熱いを知る）。

「何事も、頭で考えているだけでは真実はわからない、自らの身体と心で経験することこそが大事だ」という意味です。

人間には五感、すなわち視覚・嗅覚・聴覚・味覚・触覚があります。この五感を駆使して、自らの力で体感することです。花の匂いを嗅ぎ、風の音を聞き、石の硬さを手で味わい、自然への畏怖を感じ取る。

そうすることで、人は自分が確かに生きているという実感を得ることができます。ここに自分がいるのだという存在感をもつことができるのです。

休去《きゅうしさる》――あらゆる煩悩・妄想を休めたい（『碧巌録《へきがんろく》』）

あらゆる煩悩・妄想を休め、ことごとく断ち切ってしまったところ、そこが無生化であり無住化であることをいう。

人生を、幸福なままで生きたい、悲哀は味わいたくない、と願ってもそんなにうまくいくことはありません。すべての喜怒哀楽は一定のまま永遠に続くものではありません。

それならば、それぞれの現象に振り回されて生きるのではなく、自ら全部のことを吹き消して空気のような心で生きましょう。それが「休去」です。

あらゆる妄想や邪念、喜びさえもいっさい断ち切り、「無」になること。迷いの気持ちやマイナスの感情もあるときを境に、ピタッと切り捨ててみるとその先に見えてくることがあるのだといいます。

禅では、「無」になってこそ相手の立場に身を置いて考えることができ、相手を受け入れる器ができるという考え方があります。

百尺竿頭《ひゃくしゃくかんとう》に一歩を進む――『無門漢』にある、中国の禅僧、石霜《せきそう》と長沙《ちょうさ》の問答より

「百尺竿頭」とは長い長い竿の先のこと。きびしい修行を経てやっと到達できる悟りの境地をさしています。

しかし、悟りを開いても禅の道に終点はありません。その竿の先で、「さらに一歩を進めよ」というのです。そこで満足せずに、さらに歩みを進めよと。

長沙は、「竿の先にとどまろうとする者は、悟ったといっても真の悟りにはいたっていない。竿の先からさらに歩みを進め、世俗世間に身をさらして衆生《しゅうじょう》を救う努力をしなければならない」と言った。

天風先生は、「何をやるにしても全力投球せよ」と言われた。

道元は「(悟りを開きたいと志を立てた人は)命を捨てる覚悟で、渡世の業もわが身の生計もきっぱり切り捨てろ。目的を本当に達成しようと思ったら、力が足りないとか、世間体がどうかとかの分別をすべて捨て去ってしまえ」と。

2章

自分の心の動きを知る。意識を開発する

●意識の開発が天風哲学の特徴

天風哲学では、意識は**実在意識（顕在意識）**と**潜在意識**に分けて表現します。

意識はラテン語のコンシャスネス、自己（コン）を知る（シャス）ということから作られた言語です。

すなわち自分が何をしているのか、自分がどのような状態にあるのかが、自分で理解できることが「意識」です。

しかし、意識の定義はむずかしく、大きく二つに分けられます。

そのひとつは、意識を自己の「主観的体験」として得られたものと考えられる立場です。心理学、精神医学で取り扱われるのはこの意識なのです。この立場に立てば、意識は人間だけがもつ個人的な認識として定義されます。

もうひとつは、生理学の立場があります。

生理学では意識は、「客観的に観察」できるものと考えられます。刺激に対する行動（反応）を観察して意識の程度を分類することが可能で、これは動物にもあります。

しかし、心理学や精神医学からは、まだまだその全容がわかっておりません。謎の部分が多いといえます。

意識については、顕在意識（天風哲学では「実在意識」と呼ぶ）と潜在意識（潜勢力と呼ぶ）というふたつの主要な側面がひろく認識されています。

意識全体にしめる割合は、**顕在意識が一〇％、潜在意識九〇％**といわれています。

この意識の開発が、天風哲学の特徴であります。

●顕在意識とは、すべての感覚器を通して得たもの

「意識的である」とは、「気づいていること」です。なにかに対して意識的であるとき、あなたはそれに気づいているのです。

顕在意識は、あなたの肉体について、環境について、気づいているのです。

そしてこの意識は、あなたのすべての感覚器を通して得たものです。情報を感覚器から受け取って、思考し、判断し、決定します。入ってきた情報を顕在意識が細かな部分に分割し、分析し、比較し、評価し、理屈づけて、ひとつの応答を送信するので

す。

ほとんど、すべてを管理されているのです。話をしたり、目をあけたり閉じたり、走ったり、坐ったりするすべては、顕在意識を使っています。

使った情報は、潜在意識という保管庫の奥深くに保管されます。また、顕在意識は、情報を選別します。日常生活をとどこおりなく送るために、顕在意識は保管された情報をたえず参考にしているのです。

この情報のおかげで、私たちは識別しているのです。この情報があるからこそ、あらゆる状況下で望ましいものと、そうでないものを選び区別しているのです。天風哲学が、この正しい情報の使いかたを示してくれます。でも、人は自分が知っている言葉でしか理解できないのです。

やや、こみいった部分があるかもしれませんが、脳科学的分析を理解してください。全部覚えるというのではなく、再チェックしやすいようにします。

簡単なたとえです。「寒い」と感じると、顕在意識は潜在意識にファイルされた体験を検索して、暖かくなるための選択肢（セーターを着る、家の中に入る、ストーブをつける、体を動かす）を見つけだします。

あなたは、この選択肢のなかから、ひとつないし複数を選ぶのです。あなたは選択したとおりに行動し、この情報を再び潜在意識にファイルするのです。

また、あなたが眠るとします。顕在意識は活動の場を潜在意識にゆずって休息します。

しかし、睡眠中に火事などの緊急事態が発生すると、顕在意識が活動の場に戻って、正しい行動をとるのです。

それは、あなたの感覚器が常に働いているからなのです。そして、感覚器は、顕在意識に管理されているからです。

「顕在意識」についてまとめてみましょう。

①「気づき」が、顕在意識の特徴である。

「気づいている」のは、顕在意識が活動しているからである。

②顕在意識は、「現実」と接している。

触覚・味覚・視覚・聴覚・臭覚などすべての感覚は顕在意識に情報を伝える。自分自身の肉体やそれをとりまく環境という現実は感覚器を通して本人に知覚される。

③顕在意識は情報を収集する。

あらゆる情報は感覚器を通して観察されたのちに収集される。

④顕在意識は情報を選別する。

感覚器を通して観察された情報は、将来の必要に応じて検索できるように選別処理される。

⑤顕在意識は可能性を探る。

顕在意識は起こりうるできごとを探り、その場にふさわしい選択肢を用意する。

⑥顕在意識は判断し、決定する。

可能性を探り、選択肢を用意した顕在意識は、さらに判断し、その判断にもとづいた行動を決定する。

⑦顕在意識は潜在意識に情報を提供する。

選択した行動の結果は、顕在意識から潜在意識に送られ保管される。

⑧顕在意識は潜在意識の情報を検索する。

感覚器がその必要性を伝えると、顕在意識は潜在意識に保管された記憶から適切な情報を検索する。

●無意識下の行動を変えてくれるのが天風哲学

一方、**潜在意識には、過去にあった感情的な印象と記憶がすべて保管されているのです。**

潜在意識を構成するのは、脳、脊髄そして体のすみずみまで結ぶ神経束です。神経は頭のてっぺんからつま先まで走っています。

あらゆる動作、思考、感情にかかわる情報は神経を通して体の各部までとどきます。体の動きはすべて管理されていることになります。非随意的内臓、たとえば消化、循環、生殖までもがふくまれます。

潜在意識は内臓や骨や肉体の細胞をひとつのこらず管理して、健康を保っています。反射的にくり返している習慣や体質までも潜在意識の管理下にあるのです。

潜在意識には過去のできごとがすべて記憶されています。特に、嫌なことほどインプットされるようです。

良いことも、悪いことも、またはできごとにまつわる感情の周囲の状況が、ありありと、今、そこにあったように記憶されます。

しかし、人間はすばらしい面をもっているのです。

「潜在意識は問題を解決してくれる」のです。

睡眠中の夢が潜在意識の産物であることはよく知られています。ある種の夢は、人生を改善するための解決策を模索する潜在意識の試みなのです。

「その件については一晩眠って考えてみるよ」と言うと、潜在意識は、「その件」について、本当に一晩考えるのです。

翌朝目ざめると、いままでとはまったく違った新しいアプローチや解決策が見つかっていたりすることを誰でも経験したことと思います。

これは、潜在意識が前日の課題を睡眠中に処理した結果なのです。

「無意識（潜在意識）」の何たるかを知ることは大変重要なことなのです。

この無意識こそ、心身症、交感神経過緊張症に代表される病気が生みだされる場所なのです。

「心の反応」の多くは、無意識下で起きていることなのです。

この無意識下の行動を変えてくれるのが天風哲学なのです。

「ああ、そうかと気づいたときが、あなたのバースデー」なのです。

●「立とう」と思うと立てないが「立つ」と決めると立てるワケ

前項で説明したように、仕事がうまくいっていないときや、いいアイデアが浮かんでこないとき、「一晩ゆっくり寝て考えてみるよ」と言ったとき、翌朝、目覚めたときに「すばらしい解決策」や「いいアイデアが浮かんできた」という経験をしたことがあるでしょう。

翌日ゴルフがあって朝早く起きなくてはいけないとき、目覚ましをつけ忘れても、起床できたなんてこともあったでしょう。

「火事場の馬鹿力」なんて言葉もあります。

これらは、潜在意識の力なのです。

問題について考えてもわからないとき、潜在意識の力を信じてみることです。

顕在意識で「ああでもない」「こうでもない」といくらあせって考えや答えを無理やり導き出そうと思っても無駄なことです。顕在意識が問題をやり残し、私たちが眠りについたら、潜在意識がそれを引き継いで、朝になると解決しているのです。

潜在意識の知恵がその作業にかかわり、その恩恵を受けて正しい決定を下してくれるのです。

いくら力んでも、自分自身が緊張していれば、自我が前面に出てしまいます。顕在意識の優位な状態では無駄です。「リラックス」がいいのです。


「立つ実験」をしてみましょう。

押さえつけられている状況で、「立とう」と思うと立てないけれど、「立つ」と決めて身体を感じると立てます。

この実験は、「身体を感じる」ことです。

「立っている世界」と「まだ立っていない世界」があります。

「立とう」と考えた途端、まだ「立っていない自分」がいる。そこに、それを維持しようとしている。まだ立っていない世界にいる、つまり、立てない。

それに対して、「立つ」と決めて身体を感じてから試みた場合、感じることと考えることの両方を同時にはできないので、「まだ立っていない自分」がフォーカスされるスキもありません。身体のほうが立つ動きの感覚を思い出して、「立っている」世界にいく。

すると、さっそく準備をしてくれます。**過去の立った経験を潜在意識が思い出し、準備するから立てるのです。**

合気道の基本と全く同じです。

●潜在意識がリアルだと思えば自我はそちらに引っ張られていく

私たちがリアルとか現実という場合、そこに実在し、この身体で感じたもののことを指します。

私たちの現実（R：Reality）とは、情報（I：Information）に対してどれほどの臨場感（V：Vividness）を覚えられるか、生み出せるのかによって決まるといえます。

R＝I×V（R：現実　I：情報　V：臨場感）

しかし潜在意識には時間や空間の認識がありませんから、瞑想訓練で獲得した〝リアル〟はいったい、いつ、どこで私たちによって体験したものなのか把握しようがありません。

わからないからこそ「これは現在進行形で起きている」と認識してしまいます。

そうなれば、潜在意識の書き換え、つまり自己の変容は大成功です！

潜在意識がそれを〝リアル〟だと思えば、顕在意識よりも圧倒的な力をもちますから、自我はそちらに引っ張られていきます。

自我が変われば、未来に起きる素敵なことに反するような行動をとろうとしても、潜在意識が警告してくれます。

具体的には違和感を覚えたり、嫌な気分になったりするのです。そうこうしていると、今までとは行動が変化し接する世界が変わります。行動や世界、ここは環境とも言い換えられますが、それが変化すれば人生も変化するのです。

素敵な未来がやってくることが「確定している」とわかれば、私たちは自分の行動

を躊躇なく一変させることができるのです。

●顕在意識に働きかけてプラスの思考回路をつくる

積極精神を養成するには実在意識（天風哲学では顕在意識をこう呼ぶ）に働きかけ、「プラスの思考回路づくり」を行うことです。いったんこの積極思考ができてしまえば、プラス人間として運命が開けるのです。

①内省検討
②暗示の分析
③対人積極態度（言行の積極化）
④取越苦労は厳禁
⑤正義の実行
⑥不平不満を言わず、感謝を先にする

●潜在意識の観念要素をプラスに取り替える

観念要素の更改法とは、潜在意識に蓄積されている「観念要素（思考を組み立てる要素）」を、マイナス要素からプラス要素へと取り替える方法です。

次の手法があります。

自己暗示法（6章一九一ページ参照）

①連想暗示法

②命令暗示法

③断定暗示法

他面暗示法

④積極的暗示の摂取

⑤積極的人間との交流

⑥積極的集団との交際

●意識の内容を改め、積極的な考えを持つこと

人生をよりよく生きるために一番重要なことは何か。

天風先生は**「意識の内容を改めること」**と**「積極的な考えを持つこと」**を挙げています。

人間の心の中にはいろいろな「観念」があります。

ここでいう観念とは、自分が正しいと思っている考え方、見解、意見のことです。

そのもとになっているのが「要素」です。

相対的な基準でこう思っている、あれはよくてこれは悪いなどと価値判断するのは、その人自身が善悪、軽重といった相対的な判断基準しかもってないからです。

禅の言葉に「不思善、不思悪」という有名な言葉があります。

「善を思わず、悪を思わず」

これは、禅の開祖である達磨大師から六代目（六祖）にあたる慧能禅師の言葉です。

「よいことも悪いことも何も思わない」

慧能は、まだ出家もしていない寺男のような身分のうちに、五代目・弘忍《ぐにん》禅師の法を継いだ。そのうえ、法を継いだ証《あかし》である法衣《ほうえ》と持針《じはつ》を持って修行の旅に出てしまった。

弘忍の弟子たちは怒って、あとを追った。

ところが、最初に追いついた恵明《えみょう》は、慧能の姿を見ただけで、すばらしい人格があふれ出ていることを感じ取った。そして、怒って追ってきたことを忘れ、深く膝を折って「私は法を求めてまいりました。お教えください」と素直に心から教えを乞うた。

すると慧能は、ひとこと「不思善、不思悪」と教えをさとしたという。

「よいことも悪いことも、なにも思わない。優劣とか勝敗を考えるのは、つまらない。考えすぎていいことはひとつもない」と言ったのである。

●いらぬことは考えないほうがよい

自分の中にある「こうあるべき」という価値観をリセットすべきなのです。世の中の見え方も変化に応じるべきなのです。「いい、悪い」なんて、その時代、環境等によってもちがうでしょう。人の価値観もさまざまだし、しかも変化する。

だから、**自分の価値観も、時と場合によって調節しなければいけない**。

物ごとに善悪をつけようとするから、悩みやストレスが生まれるのです。

自分勝手に自己評価したり、わけのわからない比較対象をしてしまっている。

そして、自分に「ダメ出し」をする。

うつにならないわけがないのです。

世の中の善悪を超越したところに、自分自身の心の中に、自由自在な自分らしい判断力ができるのです。これがいい、これは悪いという世間の評価で、自分を傷つけてはいけません。

人の意見なども、ちょっと冷静になれば、どちらがいいのか、その善悪の基準はまったくわからない場合が多いでしょう。

人がどうだとか、いらぬことは考えないほうがよいのです。

そうでなくても自分の中の不安遺伝子（ＤＭＮ）が一日に六万回も邪念、妄念を考え、エネルギーの無駄使いをしています。（八一ページ参照）脳疲労すれば、身体に疲労がたまってしまうのです。

●元気な言葉はプラスの脳内伝達物質を増やす

私たちは、不安になると、つい「もう限界だ」「どうせダメだ」などと口にしてしまいます。

こうした言葉を口にすると、潜在意識は素直に受けいれてしまい、「ダメ意識」がますます刺激され、脳が「ダメ・モード」に入ってしまいます。

反対に**「うまくいくさ！」「大丈夫！」というような元気な言葉を口にするほうがよいのです。**元気で積極的な言葉は「元気意識」にフィードバックして、**脳内にも脳内麻薬エンドルフィンなどのプラスの脳内伝達物質が増えます。**

たとえば、Aという行動は立派だ、Bという考え方はすぐれている、Cという発言は妥当だ、Dという人は信頼できる、というような見解、意見をそれぞれの人が持っています。

これがその人の「観念要素」になっています。

これは、その人の生まれ、性格、環境、しつけ、勉強、趣味などによってまちまちです。

まず、これはすべての物事を二元的に考えてしまうのです。つまり比較してしまうのです。比較できないものまで、比較してしまっているのです。

そして、それがすべてを消極的にしているのです。

前の例でいえば、Aは卑劣だ、Bは劣っている、Cは異常だ、Dは悪人だ、というような否定的な材料ばかりが詰め込まれていて、新しい事柄を判断するときにも、これらの材料をもとにするので結果はすべて消極的になってしまう。

もっと消極的な例としては、あれはいやだ、これは嫌いだ、そんなことは意地でも認めない、などというものから、人を騙して自分だけが儲けたほうがいい、あいつを陥れればオレが得をする、正直なやつは馬鹿だ……。

そんな「観念要素」で心の中がいっぱいになっていたらどうなるのでしょうか。

不安や怒り、恐怖、抑うつといったネガティブな感情が、免疫系の不活化や心臓血管系の活動亢進といった、有害な身体的影響をもたらすことが明らかにされています。

考えるだけで恐ろしくなってしまいますよね。

自分の心があらゆる事柄に対して消極的な方向にだけ向けられれば、神経系の働きも鈍くなるので、健康でいられなくなってしまうのです。もちろん仕事もうまくいくはずがありません。

このような状態から脱却して心身を統一し、本来の力を発揮するには、消極的にこり固まっている「観念要素」を一度全部拭い去って、新しく積極的なものと取り替えることが必要なのです。

●自分の理想像を潜在意識に刻むことが成果をあげる第一歩

夢をかなえて豊かで幸せな人生を歩むためには、潜在意識という目に見えない秘書に適切な指示を与え、そのあとは自分が必要最大限の努力をすればいいのです。潜在意識の力は、状況について冷静に理性的な判断を下し、最もいい選択を行ってくれるものだからです。

実現したいことや達成したいことを潜在意識のなかで確立し、自分の理想像を潜在意識に刻むことが、成果をあげるための第一歩です。

顕在意識というのは、一度にかぎられた数の事実や数字しか処理できないので、問題が複雑になると良い判断ができません。状況を全体として捉えるかわりに、最も目立つ要素だけに注意を集中させ、全体を見失うこともあるのです。

一方潜在意識は、私たちが日常のさまざまな面で出会う複雑な選択を扱うのがうまいのです。それも、時間とともにゆっくりとすべての要素にまで浸透してバランスのとれる選択をします。

複雑な選択を行うとき、考えすぎは、「即断」と同じくらいよくないのです。

大切なのは、決めるべきことを頭にしっかりと入れ、顕在意識を遊ばせ、潜在意識にゆだねることです。

潜在意識は与えられた問題を解決するのは得意ですので、その潜在意識にどんな問題を与えるかが大切なのです。

顕在意識は潜在意識に命令や暗示を与え、それを実行しようとしますが、与えられた命令や暗示に従う以外選択肢がありません。

そのために、潜在意識に指示を与える場合、自分に危害を加えるのではなく恩恵をもたらすように気をつけなくてはならないのです。

セロトニンを優位にしてくれる禅語②

慧可断臂《えかだんび》――慧可が達磨に入門を願って許されなかったとき、自分のひじを切り落として決意の固さを示し、入門を許された

「荒行や苦行を超えたとき、新たな活力を与えられ、絶対の限界を打破できる。苦しみは力を広げるのだ。

お前はそれができることがわかった」


脳には、使われていない神経細胞が無数にある。極限状態に追い込まれると、この細胞が動員され、懸命に乗り切ろうとする。

その結果、それまでになかった新たな神経回路が形成される。

こうして未知の力が得られ、それがさまざまな形で次世代にも引き継がれて人類は進んできたと考えられる。


あるいは、ギリギリまで追い込まれると、脳神経を活発に働かせるドーパミン

が大量に分泌され、苦行が愉悦に変わる。

もう限界だと思うところから、さらに一歩の負担をかけることができ、限界突破の力が得られるのである。

一度、限界を突破すれば、脳に回路ができるから、つぎからはそれが自力になる。

人生にはつらい日もあれば、苦しい日もある。そうした日々は、自分の可能性を大きく拓《ひら》くための荒行なのだ。

逃げだしてはいけない。人生から逃げだすことなどはできはしない。

それならば、つらさや苦しさを真正面から受け止め、乗り越えていこう。

大《たい》死《し》一番《いちばん》、大《たい》活《かつ》現《げん》前《ぜん》——一度死ぬ目に会って、すべてを捨てれば、再び新たな力が湧いてくる

会社の倒産や大病、親しい人の死、離婚など、人生の暗黒を見た人が、そこから復帰すると、以前とは別人のように強い人間性を発揮するようになることが多い。

「大死」に頻することは、人生最大のチャンスである場合も多いということなのだ。

もちろん、暗黒を見たまま沈む人もいる。

暗黒を見るというチャンスを活かせるかどうか。

それは、大死に頻したとき、徹底的に死んだ気になれるかどうかにかかっている。

それまでの自分をすべて捨て去ることができるか。

口でいうほどかんたんなことではないが、死ぬ気になるとは、そういうことを意味している。

日出乾坤輝《ひいでてけんこんかがやく》——どんなときにも日が出ることを信じていれば、いつかは心が清浄になる

「日が昇ると万物が光を受けて、乾坤《けんこん》（宇宙、この世）のすみずみまでが明るく輝く」

「日」は、人が生まれ持っている仏性になる。煩悩に覆われてなかなか出ないけれど、いったん日が出れば、乾坤（心）は一瞬のうちに、すみずみまで明るくなる。

どんなときにも、日が出ることを信じていれば、いつかは心が清浄になる。

だれの人生にも地獄だとしか思えないような日々がある。

逃げだそうとしても、容易ではない。

だから、そんなときは、思い切って居直り、地獄の坩堝《るつぼ》にあえて身を投じる。

カナヅチでも、おぼれそうになれば、必死に手足をバタつかせて、岸にたどりつくことがある。地獄の底まで堕ちれば、もう堕ちない。

その救いは、必ずしも望んだとおりのものではないかもしれない。

けれども、最悪の事態から逃げだすには、やはり思い切って飛び込むしかない。

風来自開門——風来たりて門おのずから開く

「自」は「ひとりでに」と同時に「自分の力で」の意味。

機が熟しても、自分に力がなければ、門は開かない。

門が開くには、日ごろの地道な積み重ねが必要なのである。

「災難にあうときは、あうがいい」——良寛

災難にあったときには、じたばたしてもしかたがない。

避けるより徹することだ。

徹すれば、順調な人にはわからない新たな人生が開けてくる。

3章

心の奥の汚れを落とし、頭の中を入れかえよ

●心の奥底に溜まっている邪魔ものを取り除く

前章でも説明しましたが「観念要素の更改」は天風先生の教えで最も重要な部分です。

潜在意識の中に消極的な観念要素がいっぱい詰まっていたなら、人生に対する考え方がそのまま消極的になってしまいます。

これを取り除いて、代わりに積極的な観念要素を導入する。そうすれば人生が明るく楽しいものに見えてきます。これが「観念要素の更改」です。

簡単に言ってしまうと、「頭の中を入れかえよ」、ということです。心の奥底に邪魔なものが溜まっていれば、当然風通しが悪くなる。

本来鋭敏でなければならない神経系統の生活機能が狂わされてその働きが鈍くなってくる。こうなると意志の力も働かせることができなくなります。

この邪魔ものは、人間の血液にたとえれば、長年かかって蓄積されたコレステロールのようなものです。

これを速やかに取り除き、溜まった汚れを落とすこと。そうとわかった以上、即刻、心の奥座敷の大掃除にかからなければならないのです。

消極的というと、普通は弱気を意味しますが、具体的にいえば、悲観的になると観測ばかりが多くなって、絶好の機会をみすみす逃がしてしまうのです。

ビジネスでは、財務内容や経営指数ばかりが気になって、営業姿勢が専守防衛に傾きます。守ってばかりいるだけでは戦に勝つことはできません。勝手に脳は疲れていくのです。脳のエネルギーが浪費するのです。

●雑念が脳のエネルギーの無駄使いをしている

「雑念回路」デフォルト・モード・ネットワーク（DMN）は、「心がさまよっているときに働く回路」として知られています。

DMNとは、内側前頭前野、後帯状皮質、楔前部《けつぜんぶ》、そして下頭頂小葉などから成る脳回路であり、意識的な活動をしていないときに働く脳のベースライン活動です。

いわば脳のアイドリング状態といったところです。端的にいえば、脳というのは、つねに動いていようとする臓器なのです。

どれだけボーッとしているときでも、頭の中にはいろいろな雑念が浮かんでは消えを繰り返しているのです。

人間の脳は、なんと一日のおよそ半分以上を心をさまようことに費やしているのです。これは、心が外側に向かっておらず、内向きになっている状態なのです。実際、DMNに関係する部位の中でも、特に後帯状皮質は、「自己へのとらわれ」に関わるといわれています。

重要なのは、DMNのエネルギー消費量は、脳の全エネルギー消費の六〇～八〇％を占めている、つまり、DMNこそが脳のエネルギーの最大の浪費家であり、ここに脳の疲れの正体があるのです。

逆に、何か意識的な作業をするにしても、追加で必要になるエネルギーは五％ほどなのです。いかにDMNが大食漢かということ。

雑念（邪念）が脳のエネルギーの無駄使いをしているのです。

脳が疲れ、体も疲れきってしまっているから、スポーツマンとしてすべきでないことをしようとするし、ビジネスマンとしてすべきでないことをしようという姿勢になってしまうのです。

●潜在意識は理性に命令する手段

法律で禁止されている不正行為や、道義的に慎まなければならない不徳な行為に走ったり、あるいは得意先や自分の仲間を裏切ったりして、それがよくないことだという判断ができなくなることがあります。

もしこんな兆候が見えたら、即刻改革しなければなりません。

では、潜在意識と理性の関係を考えてみましょう。

潜在意識を使いこなすというのは、理性に対し支配力を実現するともいえます。

理性というのは、悪いとわかっていてもその方向に行くことがあります。それを行かないように押しとどめるためには意志力が必要となります。

理性が悪い方向に行かないようにするためには、意志力を発揮して潜在意識の中の観念要素をいいものに変えていけばいいのです。そうすれば、自然に理性は正しいほうを選択するのです。

潜在意識には、一〇〇％信用できない理性の舵取りをさせる力があるのです。潜在意識は理性に命令する手段なのです。

潜在意識によいイメージを抱くようにしましょう。

潜在意識によいイメージを抱くことによって、いろいろ意識しないで正しい方向に向かうように選択を行えるようになります。

AとBという二つの道があるとき、どちらを選ぼうかといろいろ考えなくても、自然に正しいほうに理性を使えるようになるのです。

これは、天風哲学の重要なところです。

清く明るく美しくありたいという自然の法則に背くことをしていれば、いいわけがないのです。

普通後ろめたいことがあれば、良心に責められて、健康を損ねるものですが、最近ではいいかげんな屁理屈がまかり通って、不正であることがまるで正義であるかのようにねじ曲げられることがあります。そしてそれが正々堂々、大手を振ってまかり通っているのです。

そういうものに惑わされると、自分が不正に傾いていることがわからないのです。あるいは、それを最大限利用してわざとわかろうとはしない、あるいはわからないというずるい人が増えています。

そのために、後ろめたさがあいまいになっていることも多いのです。それをいいことにして自分をごまかしていると、あるとき不意に大きな打撃を受けることになるのです。

●常に「清く明るく美しく尊く」の自然の法則に従ってみる

考えが消極的になっていると、仕事の上で平衡感覚が失われてしまいます。自分にとって有利な情勢であっても、それをわざと曲折して、「目先はいいように見えているが、本当は悪くなる前兆だ」、「これはオレを安心、油断させている陰謀かもしれない」などといった疑心暗鬼に陥っていきます。

競争に負けたくないという気持ちほど、我々の脳を疲弊させるものはありません。

情緒が不安定になって、ささいなことにも腹を立てる。普通の人であれば、気にもとめないことをピリピリと感じて周りに当り散らす。周りはたまったものではないのです。

反面、自分よりも力が強い人か、頭がいいと信じている人の言葉だけは何もかも信じ込んでしまう。

こうなってしまったら、前途は真っ暗闇です。

極端な例が現実にあるのだから恐ろしいですね。

前記のように明らかな症状が出てこなくても注意と反省を忘れてはならないのです。どんな優秀な人であろうが、長年同じ仕事を続けていると、いつの間にか頭や心に汚れがついてくる。ホコリが溜まれば風通しが悪くなるし、水垢が溜まれば水の流れが悪くなる。ときにはフィルターを外して汚れを除いてやらなければいけないのです。

一度、大掃除をしてみましょう。

大掃除が無理なら、中掃除だけでも実行したほうがよいのです。そして、掃除なんかしない方法は、常に「清く明るく美しく尊く」という自然の法則にしたがってみることなのです。

●潜在意識は、いい夢・いい希望を実現させる力をもっている

「実在意識は思ったり考えたりする働きを行う力をもっているし、潜在意識はその思考をさらに現実化する力の源という役割をもっている」と、天風先生は言います。

つまり、実在意識の特長は判断力をはじめとする「理知」の働きである一方、潜在意識は、いい夢、いい希望、望ましいことを実現させる「力」をもっているのです。

それらを思い描いて潜在意識に送り込むと、潜在意識は知らないうちにそれを実現させるように働いてくれるのです。

「人間の心のなかの思い方、考え方というもの、いわゆる『思念力』というものは、それはそれはすごい魔力のような力をもっている」と天風先生は言われ、その魔力を出すためには、**「想像力を十分に働かせて、実際に望み求めているものを実際の姿として完全に、いわばありありと目に見えるように心のなかに描くことが必要だ」**と。

その結果、魔力が発揮されて心に描いた映像が事実となって現れるのです。

フランスの医師、エミール・クーエの実験の話です。クーエは、難病といわれた患者を、独特の暗示療法によって治癒させたという多くの成功例をもっています。

そのやり方を簡単に紹介すると、彼は患者に「私は日に日にますます良くなっていく」という言葉を毎日毎日、念仏のように唱えさせる。そして実際に、日に日に良くなっていく自分の健康な姿をひたすら心のスクリーンに描くことで、内的現実を具現化させたのです。

●心のスクリーンに願望を具体的に描く

理想を実現しようというときに、自分の理想とするものを抽象的に描くのではなく、具体的な目に見えるような形でありありと自分の心に描くことが大事です。それには、自分の心の中にスクリーンを持つことです。

自分が静かに目をつぶったときに、自分の心の中のスクリーンに自分の思ったことを映し出してみることです。

果物屋の前を通ったときに、オレンジ色のミカンがあり、黄色いレモンがあり、柿があり、栗があり、秋の味覚が一杯あります。

そのとき「レモン」と言って、同時にキュウリを思い出すということはあり得ません。「レモン」と言えば「レモン」を思い出します。「レモンを思い出さないでくださいい」と言われても「レモン」を思い出します。

そしてレモンをスパッと切れば、水分を一杯含んだみずみずしい切り口が見えるはずです。それは目をつぶっても見えます。心のスクリーンで見ているのです。

さらに、みずみずしいレモンの切り口を、鼻の近くにもってくることも可能で、その香りも感じられ、口の中にジワーッとだ液が出てくる感じにもなります。

心に思い、それを心のスクリーンに映し出して、そこへ主観的にでも感覚を投入してみると、内的な体験が実際の肉体に影響を与えて、知らず知らずのうちに、現実体験としてシンクロナイズされてくるのです。

こうして経験を積めば、単に想像したものでも、ありありと、実際に目で見たようにはっきりと心のスクリーンに映し出すことが容易になります。

このように単なる想像の産物でも、心に描いたことがありありと描けるということは、それによって心の内なる世界が大きく広がったことになるのです。

心のスクリーンに描いた映像は、その映像によってさらに自分の脳の奥深くに伝達され、刷り込まれ、潜在意識の貯蔵庫に登録されることになります。その結果、**潜在意識の働きの力を、われわれは必要なときいつでも問題解決の役に立たせることができる**のです。

●どんなことがあっても、いいことだけを絶え間なく心に描く

心のスクリーンというものは、人間はだれでも持つことができるし、また利用することもできます。自分の心の中のスクリーンに常に自分が描く理想というものを、具体的に目に見えるようにありありと描き、その理想が実現したときの自分の姿をスクリーンに照らし続けておくということが、非常に大事なことなのです。

天風先生は、「どんなに年をとっていようと、自分の心の中に創造の意欲を通して、理想の姿を炎々と燃やし続けていなければならない」と諭されました。

そして、そういうスクリーンに描き続けた炎のような真っ赤な意欲は、自分の行動

力を引き起こす原動力となり、理想を実現化していくパワーとなります。

「ためしにあなた方、現在の生きている自分の周辺を見てごらん。目にふれるすべての物は一切合財、宇宙の自然創造物以外の物はすべて人間の心のなかの思考から生み出された物でしょう」

「あなた方の心のなかの考え方や思い方が、あなたたちを現在あるがごとき、あなたにしているんだ」

と天風先生は言われました。

「どんなことがあっても、いいことだけを絶え間なく心に描くことだ」

「ああなったらいいな、という念願だけを心に炎々と燃やさずに、もうすでに成就した気持ちや姿をはっきりと描くことだ。つまり、実現する、実現する、とくり返し言うときには、もうすでに求めているところのものが、半分以上自分のものになったということになる」

「少しでも自分の心のなかに消極的なものを感じたならば、断然それを心のなかから追い出してしまわなければいけない。己の心のなかにあるものは、己の心を明るく、

朗らかにするもののみ、という心がけが必要なんです。

鏡に完全に物を映そうと思ったら、鏡の曇りをとらなければいけないのと同じように、少しでも消極的なものが心のなかにあれば、心の鏡を曇らせていることになりますから、これを取らなければならない。

ですから、自分の現在の思っていること、考えていることを、積極かしらん、消極かしらんと第三者の立場で厳密に検討するという気持ちが必要なんです」

とも、天風先生は言われました。

天風先生は、「寝つくまでのあいだ、たとえ昼間どんな場合があろうとも、それは寝床の中に持ち込まないこと。寝床の能《あた》う限り積極的な状態で心を堅持しなければ駄目ですよ。理想からいったならば、寝がけは何も考えないほうがいいんです」と言われた。

床に入ったらその日にあった嫌な出来事をすっかり忘れて、いいことを考えて眠りに入るようにすすめています。

●情熱の意欲を燃やし続けていこう

自分から行う暗示（自己暗示）も、環境から入ってくる暗示（他面暗示）も、積極的にしようとすることとです。

「自分が幸福を呼ばなければ、幸福は来はしない。心の描く映像は気高ければ気高いほど、人生は価値が高くなる」と天風先生は言われる。

そのためには、まず目標の高いものを基準として、自分の創造の意欲をかき立て、情熱の意欲を燃やし続けていくことが大事なのです。

就活の面接なんかで、「できることをできる範囲でできるだけ頑張ります」と言うが、できることをできる範囲でできるだけ頑張ったら、できて当り前だ。こういうことを二度三度くり返したら、結果的には何の意欲も喜びも生まれてこない。

できるかできないか、なんとかチャレンジしてみよう、頑張って頑張って努力をくり返し、やり抜き、夢と希望をすこしでも持てたら、自己実現の欲求を満たすことができます。

自己実現の欲求とは、自分の潜在能力の開発のことをいう。それは決して、できることをできるだけの範囲で、できるだけやることではない。

やったことはないし、できるかできないか、わからないが、一所懸命やって、やり抜き、遂にできたというときに、そこには直前までは気づかなかった新しい自分の発見があり、自己の拡大があり、自己の充実があり、それが生き甲斐につながります。

理想に対するロマンの炎は、自分の人生に対する生き甲斐の火を点すことになっていくでしょう。

●足元の第一歩が大事

天風先生は、

「どうせ胸に理想を描くならば、犬小屋ではなくて、広壮な邸宅を持とうではないか。そしていかなる場合においても、まず自分が幸福を呼ばなければ、幸福は向こうからは来やしない。自分の中に不幸の種を宿して、幸福を求めても無理だ」

「本当に理想を貫徹するには、まず現在ただいまをより良きものに変えていくことが

大切である。現実を正しく把握しながら、いまはできないことでも、頭の中ではできあがったかっこうにしてしまうことが、理想貫徹の第一歩である」とおっしゃられた。

「足元の第一歩」が大事なのです。

「まず現在ただいまをより良きものに変えていく」というのは潜在意識の働きの力を、われわれは必要なときにいつでも問題解決の役に立たせることができるのです。

いままでとはまったく違った自分を発見したことを、「自己実現欲求」の充足という。これは自己の潜在能力の開発でもあるのです。

天風先生のいう「大きな欲望」とは、この自己実現の欲求のことであり、さらにこの欲求を通じて、「この世に生きる人びとが、本当に幸福に生きられるような、もっと明るい世界を作ろう」という欲望にまで結ばれていくことを期待しているのです。

天風先生は、

「一日のうち二分でも三分でもいいから気を散らさないように、目をつむり、自分の楽しめるような、喜べるような想像、姿を心の銀幕に描くように努めなさい」と言われた。

そして、「**どんなことがあっても、いいことだけを絶え間なく心に描くことだ**」と、くり返しくり返しわれわれに教えられたのです。

今日一日、自分がどういう生活を送りたいか、あるいは自分が今日一日どんなに充実して生きてきたかということを、朝あるいは夕べ、静かに瞑想して、自分を見つめ、あるべき自分の姿を描いていくということです。

セロトニンを優位にしてくれる禅語③

病は不自信の処《ところ》に在り——病、つまり心の迷いは自分を信じ切れないところから生まれる

膨大な学問や知識も、それだけでは本当の自信にならない。ＳＮＳや誤情報にまどわされてはいけません。

自信の根拠は外に求めても、真に自分のものにはなりません。

人生は、一歩先が闇。何が起こるか誰も予測がつかないのです。

人生を迷わず生きていくには、他人にたよる心を捨て、空っぽな心、素直な心が大切です。

これだと信じたことを一歩、一歩と前進すれば、やがて自信になっていくのです。

一事を専《もっぱ》らにせんすら、本性《ほんしょう》昧劣《まいれつ》の根器《こんき》、今生に窮《きわ》め難《がた》し。努々《ゆめゆめ》学人、一事を専にすべし——(『正法眼蔵随聞記』道元禅師)

一つのことでさえも純一に修行するのは難しい。

まして能力が劣った者があれもこれもと手を出せば、心が散漫になって集中できるはずがない。

いよいよ成就することなく終ってしまう。

一事以外の行はきっぱりと捨てることだという意味。

現代人はいつも一時に、二つも三つもやりたがる。

それが有能の証であると思っている。

そうではなく、一つのことを一所懸命打ちこむことが大事である。

盲亀浮木《もうきふぼく》の譬喩《ひゆ》――（雑阿含経）

あるとき、お釈迦様が弟子に尋ねた。

「たとえば大海の底に一匹の目の見えない亀がいて、百年に一度浮かび上がる。その大海に一本の浮木が流れている。木の真ん中に小さな穴がある。目の見えない亀が、百年に一度浮かび上がったとき、たまたま浮木の穴から首を出した。

そんなことがあるだろうか」

十大弟子の一人の阿難が答えた。

「有り難い」（ありえませんよ）

お釈迦様は続けた。

「その、ありえないことが起こるのだ。

それが、いま、みなが生まれ、そこにいるということなのだよ」

ひとつの生命の誕生の確率は四兆分の一だそうです。

人間に生まれる。この自分に生まれる。

そして、人とめぐり会い、夫婦、親子、友人といった縁の中で生きる。

それが、いかに「有り難い」ことか。

お釈迦様は、自分であることと、自分を自分たらしめている縁に、心から感謝して生きるべきだと教えたのです。

4章

ストレスから解放される天風流マインド・フルネス

●ストレス反応を起こす引き金

私たち人間が不安や恐怖を感じると、好き嫌いの脳「扁桃体」が興奮することが高密度脳波計で測定されました。

そして、これがストレス反応を引き起こす引き金となることがわかったのです。

「不安や恐怖に対処せよ」という指令が脳から出され、副腎がアドレナリン、コルチゾールなどのストレス・ホルモンを分泌させるのです。身体的には交感神経過緊張になります。

慢性的にストレス反応を悪化させる仕組みに、「記憶力」や「想像力」が関わっていることがわかってきました。

過去から教訓を得て、未来に備えようとすることを大きな進歩・発展・向上としてきたことこそ、脳をむしばむストレス反応を悪化させ、心の状態を悪くしてしまっているのです。

また、ストレス対処能力と遺伝の関係性もわかってきています。

ストレスに対する強さ・弱さは「レジリエンス（ストレス対処能力）」と呼ばれています。

ストレスへの強さ・弱さを左右する要因として、「ＮＰＹ（神経ペプチドＹ）」と呼ばれる神経伝達物質が注目されています。特に、ＮＰＹの生成に関わる遺伝子の働きがレジリエンスの個人差につながっているのではないかと考えられています。

ＮＰＹとの差は、遺伝によるもので、ストレスに強いか弱いかは、生まれつきである程度決まっていると考えられてきました。

子供のころに受けたストレスが強い人ほど、大人になってから好き嫌いの脳「扁桃体」が大きくなる傾向があることがわかってきました。扁桃体が大きくなれば、小さなストレスにも敏感に反応するのです。

脳の発達につれての感受性期があります。記憶の脳「海馬」は三～五歳の幼児期、左脳と右脳をつなぐ「脳梁」は九～一〇歳の思春期、思考や行動を司る「前頭前野」は一四～一六歳の思春期以降に容積が減少、この時期に受けたストレスが脳に重大な影響を与えることがわかってきました。

子供のストレスをなくすには、子供に極度のストレスを与えないようにすることが大切なのです。

なかなか難しいですよね。

脳の報酬系を刺激する。快感を覚えることをしてあげるといいのです。

そのためには、いい本とか勇気の出る本を読み聞かせることなどは潜在意識にいいイメージを植えつけます。

現在ストレスを増やすものとして、最悪なのがスマートフォンだといわれます。

ちょっとした空き時間があるとスマートフォンを手に取り、メールやSNSをしていますが、発信者にとっては都合のいい誤情報は、私たちの思考を狂わせ、心をさまよわせてしまうのです。

スマートフォンが普及し、うつや不安が増えてしまったのです。

●脳がストレスに対処できなくなったとき

内側前頭ネットワークは前頭葉の中でも中心線に近いところにあり、身体からの情報を入手し、脳から身体へつながる出口である、欲望の脳「視床下部」や、中脳水道周囲灰白質を介して、身体の状態を調整します。

ですから、欲望の脳と内側前頭ネットワークにつながる前帯状皮質には、疲労感と関係があります。中脳水道周囲灰白質は、痛みを脳から調整する場所とされています。疲労や痛みなど身体の感覚の情報が脳へ送られてきたとき、内側前頭ネットワークは、それらの感覚を整えるために大切な部位です。このネットワークは、帯状皮質のなかでも前帯状皮質と後帯状皮質と密接につながっています。

後帯状皮質が、我欲や存在に関連しているのです。

扁桃体―青斑核はストレスの中枢です。ここから身体へ情報が発信される。いわゆる交感神経過緊張症です。

内側前頭ネットワークと扁桃体の活動が昂進すると、理性を担当する背外側前頭前野などの活動が低下する。ハイジャック状態です。

こうなればストレスに対処できなくなってしまうのです。脳をしなやかにしなければならないのです。脳をリフレッシュする方法を学びましょう。

●心がさまよってしまう雑念回路DMN

脳は体重の二%ほどの大きさにもかかわらず、身体が消費する全エネルギーの二〇%を使う「大食漢」です。さらに、この脳の消費エネルギーの大半は、三章でも説明しましたがDMNという脳回路に使われています。

脳というのは、常に働いている臓器で、これが雑念の温床です。天風先生のいわれる**「無念無想」になれないのは、このDMNのせいです。**

「後帯状皮質」は、「自己へのとらわれ」に関わるとされています。

帯状体の前方にある「島皮質」は、「今、集中できていない」ということによく気づく、また、人に共感したり、情動をコントロールしたり、身体感覚の受容を担ったりしているところです。

脳の回路

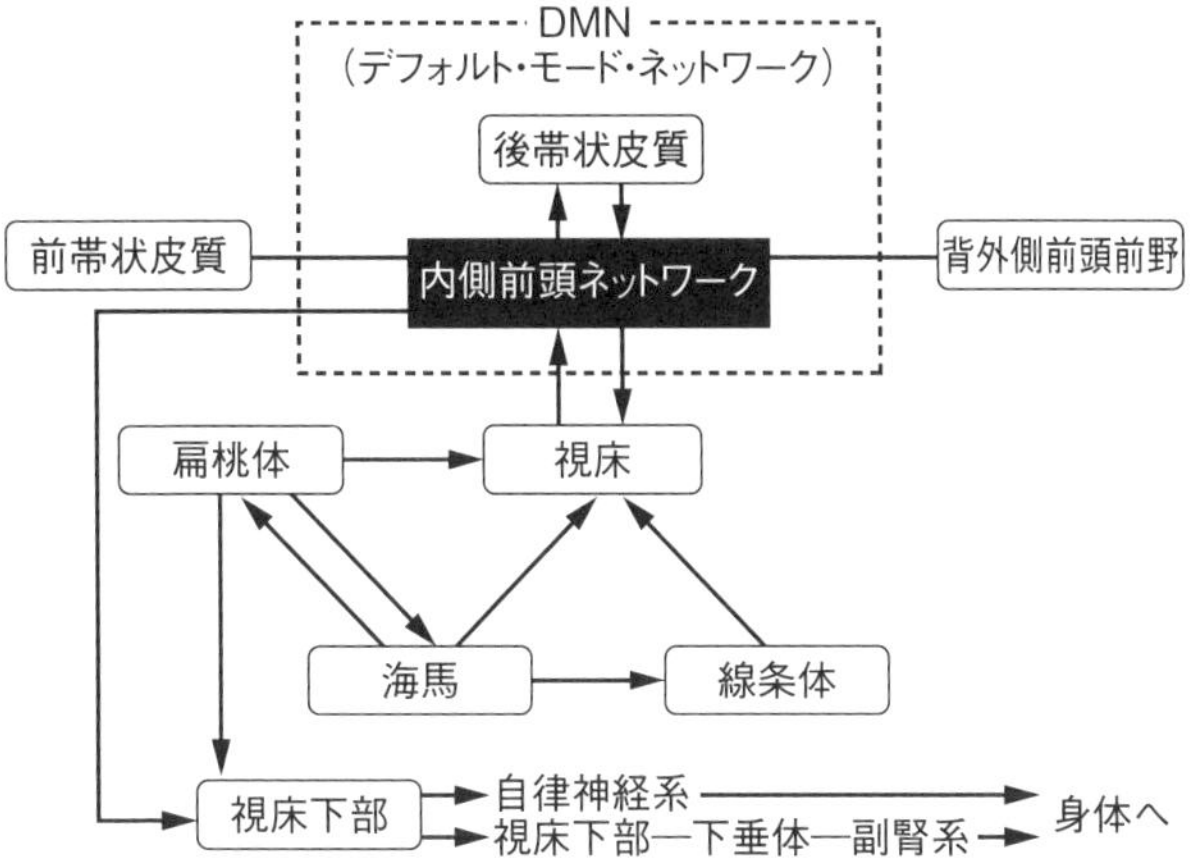

DMNは暴走しやすく、DMNが暴走すれば、心が外側に向かわず、内向きになってしまいます。

「くよくよと思い悩む人」ほど、脳のエネルギーを消費するのです。

瞑想時、尾杖核（不要な情報を除いて注意を向けることに関与）、嗅《きゅう》内野（心がさまようのをとめることに関与）、内側前頭前野皮質（自己認識や統制に関与）の脳活動の変化が認められています。

さらに、前頭極（メタ意識）、感覚野と島（身体感覚への気づき）、海馬（記憶）、前帯状皮質、眼窩前頭皮質（自己や感情の調整）、上縦束と脳梁（左右の大脳半球の交通を担う）など八つの領域にも影響しているのです。雑念を消すためでなく、雑念が浮かんできたという事実に〝気づいて〟ください。

●日本人は取越苦労民族

心の安定に大きくかかわる脳内物質「セロトニン」に関係する遺伝子に「5—HTTLLRのSタイプ」という遺伝子がありますが、これが「不安遺伝子」といわれるものです。

遺伝子は常に「対」になっているので、

①対のそれぞれがこのSタイプを持っている人（＝二つのSタイプを持つ）
②対の片方のみが持っている人（＝一つのSタイプを持つ）
③対のいずれもSタイプを持たない人（＝Sタイプを持たない）

がいます。

これらのうち、①の二つのSタイプを持つ人は、アメリカ人の白人では四〇％、黒人では二四・五％に過ぎません。

ところが、日本人はなんと、七三・三％を占めています。さらに、②の一つのSタイプを持つ人を合わせると、なんと九八％にものぼるといいます。

つまり、日本人一〇〇人のうち九八人が、Sタイプを持っているということ。

ですからそもそも日本人は、不安を抱きやすくネガティブにものごとをとらえやすい民族なのです。「こうなったら、どうしよう」と、いつもいつも、過去・現在・未来を心配している、「取越苦労民族」なのです。

このことは、十分に自覚しておいたほうがよいでしょう。自覚したうえで、そこから脱却するためにどうするかを学んでいかなければいけないのです。

といっても、自分の遺伝子を組み換える、なんてことは不可能ですよね。

しかし、**遺伝子は変えられなくとも、「習慣」や「生き方」は変えられます。**

●「自分がコントロールできること」と「できないこと」を分ける

ストレス遺伝子、不安遺伝子を持っているわれわれには、ストレス耐性を高めることは無理と思ってしまいます。

だからこそ、「自分がコントロールできること」と「自分がコントロールできないこと」を区別することが必要です。

運命と同じようなものです。まずは、**ストレスを「壁」だと思わないこと。波だと思えばいいのです。**こう考えるだけでストレスを軽減することができます。

壁だと思えば、その壁はどんどん高くなってしまいます。波だと思えば次から次へ、時にはビッグウェーブもあります。

アメリカ大リーグで活躍したイチロー選手がシーズンの目標をメディアから聞かれて「首位打者」などと答えなかったのは、打率の順位は、他の選手がどれくらい打つか、という自分がコントロールできない要素を含んでいるからではないでしょうか。

自分がコントロールできることはベストをつくす。コントロールできないことについてはあきらめる。

一度あきらめてみると、頭がスッキリするでしょう。

「セレンディピティ」という言葉があります。「偶然の巡り会いを引き寄せる力」のことです。

就職や結婚をはじめ、人生の大切なことほど、自分だけではコントロールできないものです。そこにはタイミングや第三者のサポートといった、自分の力が及ばないファクターが重要な意味を持っています。

つまり、どれだけ頭がよくて努力をしたからといって、必ずしもそれがうまくいくということはないのです。

「深く考えないで、何とかなるかもしれないから、とりあえずやってみたら、うまくいった」ということがいくらでもあったでしょう。

●自分自身を第三者が見るように穏やかな気持ちで観察する

「水《みず》至《いた》れば渠《きょ》成《な》る」

水が流れていれば、そこには自然と溝ができる、という意味です。何もなかった土地も、水が流れて溝ができ、やがて大河になることがあります。

「上善如水《じょうぜんじょすい》」（老子）

水は万物に利益をもたらしながら、けっして他と争わず、丸い器に入れば丸くなり、四角い器に入れれば四角におさまる。しかもひとのいやがる低い位置に身を置く、という意味です。

とりあえず一歩を踏み出してみましょう。

天風先生は**「気づいたときがバースデー」**と言われました。

せっかくの偶然の幸運に出会っても、それに気づかないことには意味がありません。

自分の感覚や思考をまるで第三者が見るように澄んだ穏やかな気持ちで観察することです。

不安や恐怖を感じたとき、眼窩前頭皮質、帯状回、尾状核という三カ所同時に発火してしまうのです。想定外のことに遭遇したときです。スペシャルチェッカーの働きです。想定外だ、想定外だ！　というサイレンが鳴りっぱなしになってしまいます。

こんなときこそ、瞑想がいいのです。

「ああ、そうなんだ！」と呼吸を意識してみてください。

●何も執着することのない「無」の境地になること

「廓然《かくねん》無聖《むしょう》」

「廓然」とは広々として澄み切ったようす。

ああだこうだという価値判断をやめ、いっさいを捨てて、何も執着することない「無」の境地になること。

価値の優劣も好き嫌いもない、迷いも悟りも聖も凡もないカラリとした世界。そこには苦しみや争いはありません。煩悩も執着もなくなれば、その原因がなくなるのです。

カラッと晴れた大空を心の中に取り戻しましょう。

セレンディピティとは、**凝り固まった自分をやめ、リスクが取れる新しい自分に生まれ変わる**といえるのではないでしょうか。

●過去や未来からくるストレスからの解放こそがマインド・フルネスの目的

脳のすべての疲れやストレスは、過去と未来から生まれます。すでに終わったことを気に病んでいたり、これから起こることを不安に思っていたり、とにかく心がいまここにない。この状態が慢性化することで心が疲弊していくのです。

心の乱れは、過去に縛《しば》られることから始まります。過去や未来からくるストレスから解放されることこそマインド・フルネスの目的です。

先のこと、あとのことに心を奪われた状態が当たり前になると、人間は、いまここに意識を向けることを忘れてしまうのです。

しっかりと脳を休息させたかったら、まずは、いまここにいる状態を体得しなければなりません。

マインド・フルネスの定義は**「評価や判断を加えずに、いまこの経験に対して能動的に注意を向けること」**です。そして呼吸を意識するのはいまに注意を向けることなのです。

すなわち、

一　自分の望むことをうまくイメージする

二　そのことを考え続ける

三　実現を信じる

四　行動する

ことです。

「人生はよくも悪くもその人の思い通りになる」

「もともと私たちの身体は、それ自身いかなる知性も意志も持ち合わせていない。人間の精神（心）により初めて意志をもつようになる」

私たちの成功も失敗も、私たちの心の所産です。

「あなたが精神の目を開いて、自分の中にある無限の宝庫を見れば、自分の周りには無限の富があることがわかる。あなたの内部には金の鉱脈があって、必要なものは何でも引き出し、人生をすばらしく、楽しく豊かにすることができる」

よい言葉がこの無限の能力を引き出してくれるのです。

●マインド・フルネスは体内の炎症を抑える

マインド・フルネスを行うと、慢性的な炎症に関わる遺伝子「ＲＩＰＫ２」の働きが抑えられます。

体内で弱い炎症が続くと、それが肥満や動脈硬化の原因になったり、老化を進めることが明らかになっています。

マインド・フルネスの実行によって、このＲＩＰＫ２の働きが低下することがわかったのです。

ＲＩＰＫ２の働きの低下にともなって、ストレスホルモンの値が早く正常に回復することがわかっています。

ダライ・ラマの弟子が瞑想しているとき、脳は集中し覚醒していると同時にリラックスしているといいます。

あくまでもダライ・ラマの弟子の高僧の話です。ここまで瞑想の熟練者になれるかどうかはわかりませんが、高僧が瞑想しているとき、左側の前頭葉が劇的に活発になったのです。

実験は、瞑想経験はないが、一週間にわたる訓練を受けた一〇人の健康な学生と高僧が行いました。

「心を非瞑想状態（中立状態）にしてください。それでは、いま、瞑想を始めてください。瞑想を止めてください」と瞑想のオンとオフをくり返し、脳波チェックをしたところ、強力なγ《ガンマ》波があらわれました。

この波は周波数が二五～四二ヘルツで、目覚めている状態のときにあらわれる一三～三〇ヘルツのβ《ベータ》波よりも速く、精神的な努力をする際に発生することで知られています。

目を閉じて安静にしているときに出るのがα《アルファ》波で八～一三ヘルツ。

とりわけ、γ波が大量に発生するのは脳が見る、聞く、感じるなど五感を総動員して難問を解決したときにでるのだそうです。

「わかった！」と喜びを実感するときにγ波はドーンと出ます。

瞑想は脳をリラックスさせるとばかり思われてきましたが、脳を激しく覚醒させていることがわかったのです。

瞑想しているとき、脳は集中し覚醒していると同時にリラックスするという特別な状態にあったのです。

対象者も、γ波の増加がみられました。ただ一秒以内でした。熟練者では五分間も継続しました。

アメリカ循環器学会では、瞑想中、意識的に心臓を止められるとの報告もありました。

このような変化で、熟練者では前頭葉と側頭葉の中間にある「島皮質《とう》」と「尾状核」に大きな発火が見られました。

ここは、「同情」と「母性愛」にかかわることが確認されています。前頭前野が発火するということは、苦しんでいる人を助けに行こうとしているのだといわれました。

瞑想することで、集中力、記憶力、判断力、創造力、共感に大きな助けになることがわかったのです。

●自律神経を調節する

ゆったりと呼吸する。その呼吸の中でも「呼」、つまり吐くほうをゆったりと時間をかけて行うことで自律神経、特に副交感神経が刺激されます。これが自律神経を調節するただひとつの方法です。

また、呼吸をリズミカルに反復させて一定時間集中して行うとセロトニンの分泌が促進されます。

しかし、**「口呼吸は、万病のもと」（口呼吸は百害あって一利なし）**です。

鼻呼吸で取り込まれた酸素は、浄化・加温・加湿がうまく行われ、肺に送り込まれていくのです。副鼻腔が正常に機能し、鼻呼吸ができている限り、人間は安全に呼吸することができます。

これに対し口呼吸で入ってきた空気は、食べ物の道のため、直接ワルダイエル扁桃輪の口蓋扁桃に達します。

副鼻腔で、まったくばい菌をろ過せず温められていない空気というのは、身体にとって致命的といっても過言ではありません。口で呼吸のできるのは人間だけなのです。

口から入った冷たく乾燥した空気は、直接扁桃輪に達し、これらの温度を急激に低下させます。これによりM細胞（粘膜関連のリンパ組織を覆っている上皮細胞）内のステムセルに自動的にばい菌が入り、これが顆粒球となります。

顆粒球に取り込まれたばい菌（口、喉、腸内のほとんど無害の常在微生物）が身体中を巡ってあちこちの器官にばらまかれ、細胞内感染を引き起こします（アトピー、統合失調症、癌、リューマチなど)。

また、口呼吸では、副鼻腔で行われている酸素交換をすることができませんから、同じだけの空気を取り込んだとしても、身体の中に入る酸素の量は大幅に減ってしまいます。

その結果、血中の酸素濃度が減少するため、血液が本来果たさなければならない活動も低下してしまいます。

そして酸素が足りないので、慢性的な酸素不足となり口は開けっ放し。鼻腔は血行不良でうっ血しますから、いつも鼻づまり状態。結局、さらに口呼吸してしまうので、顔も精彩が無くなってしまう。

そうして悪循環に拍車がかかり、知らず知らずのうちに、身体の不調がでてくるのです。

●坐ることそれ自体が目的

曹洞宗の坐禅に「只管打坐」という言葉があります。

ただひたすら、坐るということです。

なにものかになろうとして坐るのでもないし、なにかを得ようとして坐るのでもありません。

「～のため」の手段ではなく、坐ることそれ自体が目的なのです。

「～のため」ということから離れて仕事に向き合ってみる。そして、目の前の仕事の中に、「いま自分ができることのすべて」を投入するのです。

仕事をすること自体を目的とする、のです。

サービス業なら、目の前にいる顧客にどう接したら心地よくなってもらえるか、ということだけを考えるのです。

すると、どうなるか。かける言葉を選ぶようになるでしょう。所作や振る舞いも心のこもったものになるでしょう。

顧客からは「この人に対応してもらって本当によかった」という喜びの表情がこぼれるかもしれませんし、「ありがとう」という感謝の言葉が返ってくるかもしれません。

そこに仕事の醍醐味があり、真の面白さがあります。

「今日は二〇人の顧客の対応をこなしたぞ。あいつより、ずっと多い」と競争心を燃やし「数」にこだわっていてはけっして得られない心の充足感があるのではないでしょうか。

仕事を通してひと皮剝けた。度量が大きくなった。人として成長した……。

そんな言われ方をしますが、それはひと皮剝けようと思って、度量を大きくしようと思って、成長してやろうと思って、つまり、それを「目的」にしたからではないでしょう。

努力した「結果」としてそうなったのです。

「～のため」ということから離れて、ただひたすら仕事に打ち込んだ結果としてもたらされたものです。

●情動をコントロールする

人は自分の情動が自分自身だと思っていて、怒りや幸せ、悲しみが自分自身であるかのように感じます。

そして「私は怒っている」「私は悲しい」と自分自身と情動を同一化して表現している。

しかし情動は自分自身ではなく、自分が経験しているものと理解すればコントロールできるのです。

↓自己統制力を身につける

↓情動が起きないようにすることは不可能

↓情動が湧き起こるそばから、心の情動を手放せるようになる

●六秒ルール「アンガーマネジメント」
――怒りの感情と上手につき合うためのトレーニング方法

怒りの感情のピークは長くてもせいぜい六秒程度です。

カッとなっても六秒待つ、深呼吸する。自分の心に怒りや焦りが生まれていることを客観的に観察すれば、正しく自分の状況を把握することができる。自然にその感情

を素直に受け入れ、認められるようになるのです。

次の「シベリア北鉄道」を使ってやってみましょう。

シベリア北鉄道（SiBerian North Rail Road）

怒りなど衝動的な感情を制御するワークをアンガーマネジメントといいます。**停止する**（Stop の**S**）、**呼吸する**（Breath の**B**）、**気づく**（Notice の**N**）、**よく考える**（Reflect の**R**）、**反応する**（Respond の**R**）をとってシベリア北鉄道（SiBerian North Rail Road）**SBNRR**と呼んでいます。

①深く考えずにリラックス、リラックス。目を閉じて三回深呼吸しましょう。

②意識を今の穏やかな呼吸に向けてください。呼吸は意識の錨《いかり》です。

吸う息と吐く息、そしてその間にも注意を向けます。

③このときネガティブな情動が湧き起こった体験、この情動によって衝動的に反応し

てしまったこと、その出来事と、それに心の中に結びついている情動を、追体験してみる。

今度はその状況で最適な反応をするためのシミュレーションをする。
④自分のなかで、たちあがってくる衝動的な反応をいったん停止（stop）させ、深呼吸（Breath）、リラックスさせ、落ちつきを取り戻す。
⑤呼吸を続けながら衝動的な反応を引き起こす出来事と自分の間に間《ま》をつくる。この間で、自分自身を客観的に観察する、「気づく」ことができるはずです。
⑥自分の身体に起こっている反応に気づく。自分の注意を身体に向ける。どのような反応が身体に起こっているかを客観的に観察する。顔は、首や肩は、と評価や判断をせずに、観察する。
情動的な反応は身体的な反応でもあります。

では、この情動は、「こうすべきだ！」「こうしなければならない」など信念や価値観に反する現象が発生すると「怒り」が湧いてくることがあるでしょう。

こんなとき、正しいとか間違っているとかを判断しないこと。このような状況に対し、ポジティブな結果を想像してみてください（Respond）。

⑦再び意識を呼吸にもどす。注意を呼吸と身体に、あなたが安定するほうに向ける。心をただそこに落ち着ける。

停止する、呼吸する、気づくが基本です。その後、**よく考える、反応する、**これは実生活の例がいいでしょう。

●自己認識力を鍛える「ジャーナリング」（書く瞑想）

ジャーナリングとは、自分の考えを自分が確認するため、自分のために書くエクササイズです。

思考と情動を対象とした「書く瞑想」です。

自分の思考と情動の一つに注意を向け、考える間を持つことなく書くのです。

評価や判断とは無縁に、自分の思考と情動をチェックすることが自己認識力の向上につながります。

話すことと書くことは大いにちがいます。話をすると、とりとめがなくなり、あちこちに飛んだり混乱したりする場合が多いのですが、かたや文章には筋道や構成があり、できごとに意味をもたせ、解決へ向わせる力があるのです。パソコンなどは使わずに、手書きで行ってください。

感謝の気持ちを示す文章、理想的な未来を記す文章、愛をあらわす文章になるようになればいいですね。

無意識にあるものを言語化して、意識的に自分自身をみつめることができるのです。

天風先生は言います。

「少しでも自分の心のなかに消極的なものを感じたならば、断然それを心のなかから追い出してしまわなければいけない。

己れの心のなかにあるものは、己れの心を明るく、朗らかにするもののみ、という心がけが必要なんです。

鏡に完全な顔を映そうと思ったら、鏡の曇りをとらなければいけないのと同じように、少しでも消極的なものが心のなかにあれば、心の鏡を曇らせていることになりますから、これをとらなければならない。

ですから、**自分の現在の思っていること、考えていることを積極かしらん、消極かしらんと第三者の立場で厳密に検討するという気持ちが必要なんです**」と。

「第三者」「もう一人の自分」というのは良心なのです。**もう一人の自分が自分を見ているような気持ちになれ**、というわけです。

●「ジャスト ライク ミー」の言葉

自分の心と身体がリラックスし、落ち着いたら「ジャスト ライク ミー（私と同じ）Just like me」をしましょう（「婆子焼庵」の項をもう一度振り返ってください）。

頭の中で、共感を向けたい相手を思い描く。その相手を思い浮かべることができたら、言葉は発する必要はありませんが、自分の頭の中で唱えてみましょう。

●この人は私と同じで、痛みや苦しみから解放されたいと願っている。
●この人は私と同じで、健康で人に愛され、充実した人間関係をもちたいと願っている。
●この人は私と同じで、これまでの人生で、悲しみ、失望し、怒り、傷つき、うろたえたことがある。

セロトニンを優位にしてくれる禅語④

如実知見《にょじつちけん》——ありのままの自分を見つめてごらん。

丸裸で生まれ落ち、立つことも歩くこともできなかったところから出発し、今日まで立派に生き抜いてきたではないか。意外なほどの生命力を持っている。その力が自分の中には凝縮している。それを見失わないかぎり、少々の失敗は踏み越えて進んでいける。

あえて天下の先たらず——控えめでいい

世の中をうまく渡るには、せかせか人の頭に立とうとしないことだ。控えめでいい。力をつければ自然にそれなりのポジションを与えられるものだ。人望はゆっくり育つのだよ。

日々是好日《にちにちこれこうじつ》――充実した一日を過ごすために

「どんな日であっても毎日は常に新しくかけがいのないものである」という意味です。

たとえば一年のなかにも晴れの日と雨の日があります。

毎日が清々しい晴れの日ばかりではありません。時に風雨が強まる一日もあります。

快晴の日が楽しくて、雨の降る日はつまらない。そう考えるのではなく、快晴の日は快晴のよいところ、雨の日には雨の日にしか味わえないものがあります。

それぞれのよい所に目を向けてください。

人生もまったく同じです。物事がうまく運ぶ日もあり、楽しいこともあり、気分がとても良い日もあります。

一方では、何をやってもうまくいかない日もある。苦しいことやつまらないことばかりに見舞われる日もあります。

こちらのほうが圧倒的に多いのが人生というものでしょう。

どうあれ、自分にとってはかけがいのない大切な一日なのです。

日々の喜怒哀楽にいちいちとらわれることをせず、大切な一日を受け止めていきましょう。

良い一日と悪い一日。それを決めつけているのは、あなた自身の思い込みです。日々に押し寄せてくる感情ばかりに左右されないことです。

雲門文偃《うんもんぶんえん》禅師は、弟子たちに「今から五一五日後の自分の心を一言で言ってみなさい」と問いました。弟子たちがみな答えられずにいると、雲門は自ら「日々是好日」と答えたといいます。

「自分の本分に生きる」ということも示している。

自分の本分に徹することが大切。徹する前から妄想しないことです。

5章

マインド・フルネス実践法

●坐禅を組んでみよう

まず座布団を用意して、それを二つ折りにして、腰を下ろします。姿勢を正して、ゆったりとした呼吸法をすれば、それが坐禅となります。

①肛門を締める。

②下腹部に力を込め、同時に肩の力を抜いて、ストンと落とす。

ヨガでするとき半跏趺座《はんかふざ》または結跏趺座《けっかふざ》が有名だが、椅子の上でも、正座でもいい。印を結ぶが、これもこだわらなくていい。

③最後に丹田に気を込める。

三つを三位一体で行うことが大事なのです。

このとき半眼といって、目をつぶっているのでもなく開いているでもなく、わずかに光が入ってくるのが見える程度に目を開けることです。

光が入ってくることによってセロトニン神経がしっかり働いてくれるからです。視線は、坐っているなら一m先、腰かけているなら二mぐらい先を見るような感じです。

④このときの呼吸法は、まずできるだけ息を長く吐く、このとき吐く息が一六秒だったら、八秒吸う、休み（息を止める）も八秒と、二対一対一がいい。

フランスの物理学者フェルデンス・クライスはこのとき右肺に、左肺にどの肺野に空気が入っていくかに注目せよと言うが、積極的な感情をもって静かに深く息を吐き、静かに息を吸ったら、息を止めてクンバハカをする。

「呼吸を感じる」ことです。**「今に集中する」**ができます。

「息を止める」のは、意識的に呼吸をすることです

これをどんなときでもできるようにすることがいいのです、と師匠清水先生に教わったのは「大切なのは、必要なときにできるかどうかである。訓練で体に染みついてしまえば、無意識のうちに必要なときにやれるようになる」ということです。

いざというときにできるように、やり続けることをお勧めします。

坐禅を組んでみよう
呼吸法

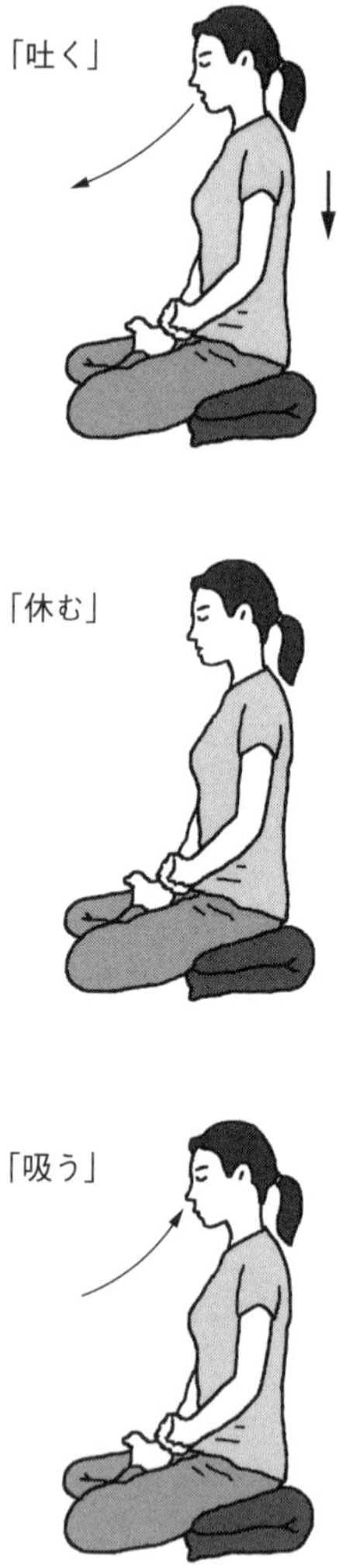

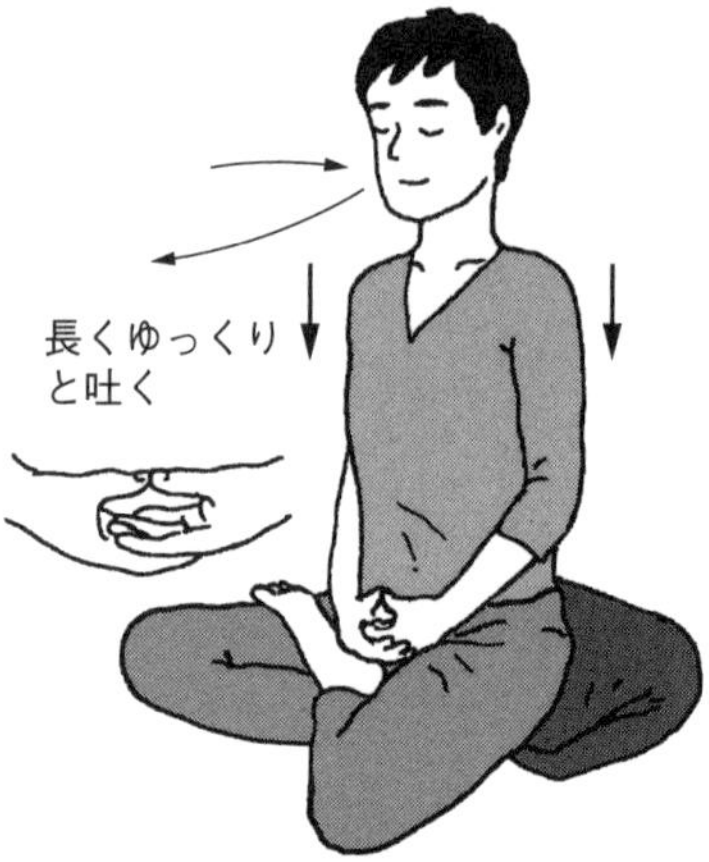

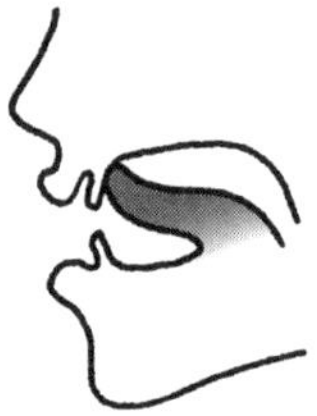

下を前歯の裏に
つける

私は、気の訓練のときに教
わったように舌を前歯の裏
につけるようにしています

●「クンバハカ法」はストレスにも心を乱されない体勢

天風先生は言います。

「もっとも神聖なる体勢、これがクンバハカである」。

クンバハカ法とは、ひと言でいえば、外界からの刺激やストレスにも心を乱されない体勢のことです。

ヨガ哲学の中でも最も階級が上の「ラジャとカルマ」の哲学です。

(1)腹が立ったり、悩みごとが消えなかったりするとき、すぐに肛門を締める。

(2)そして下腹部に力を込め、同時に肩の力を抜いてストンと落とす。

(3)これで感情や感覚の刺激衝動が心には感じられても、神経系統にまで影響を及ぼさなくなります。

これが秘伝中の秘伝と言われるヨガの秘法です。

天風先生は、修行中、自分の体勢をつぶさに分析し、体得したのです。それは瞑想しているときは、「無意識のうちに肛門を締め」、「丹田に気を込め」、「肩の力を抜いてリラックスしている」、この三位一体なのだと気がついて、クンバハカを体得したといいます。

天風先生は、天風式クンバハカを「神経反射の調節」といい、便宜上これを「自己調和法」と呼びました。これは自分の心身を調和していく方法なのです。

医学的には横隔膜神経叢、骨盤神経叢、太陽神経叢を安定させる効果があります。この三つの神経叢をリラックスさせることで、活性化が促されるのです。

結果、**副交感神経が優位になり、交感神経の過緊張をやわらげる効果**があります。その影響を受け、脳内セロトニンの調整が促され、ノルアドレナリン、ドーパミン等「やる気・快感サーキット」が円滑に駆動されるのです。「扁桃体―青斑核回路」が落ち着いてくれるのです。

すると神経反射作用が調整されてくるのです。脳内・体内の自律神経が、本当にいい形でコントロールされるのです。

クンバハカでは、生理的にさまざまな効果があらわれ、同時に、心理的にも落ち着き、カンが冴え、集中力も増大するのです。

効果としては、次のようなことが実現できます。

①恐れ・不安の軽減
②記憶力の強化
③免疫力の強化
④集中力が強まる
⑤うつ病が改善
⑥血圧の安定
⑦心臓病の予防
⑧血糖値の安定
⑨適正な食欲維持
⑩安定した睡眠

⑪外傷などのペインコントロール
⑫第三者への共感力の向上

●「クンバハカ」を習得する前に呼吸を意識する

クンバハカを習得する前に、それぞれを意識してみましょう。

まず呼吸を意識して穏やかな気持になってみてください。

人間は一日に何回呼吸をしていると思いますか。

デスクワーク時には一分間に一五～一八回、一日に約二万回超行っているといわれています。

日頃、無意識に行っている呼吸ですが、感情と深く結びついています。感情のコントロールにとっても重要な役割を果たしています。

自律神経を唯一、自分でコントロールできるのです。

「呼吸は意識の錨」だと覚えてください。

いま、ここに集中することです。

①「鼻」から七～八秒かけてしっかり息を吸う。このとき舌先を前歯につけるといい。

②息を吸ったときと同じ七～八秒休み、これから一四～一六秒かけて、ゆっくりとお腹から息をすべて吐きだす。

この割合は一対二がいいのです。

呼吸に注意を向けること、呼吸に関する感覚を意識することが大切なのです。空気が鼻を通る感覚はあるか？　胸に空気が入るにつれて、胸が膨らむ感じは？　お腹が持ち上がる感じは？

呼吸と呼吸のあいだに、短い切れ目があったり、一回一回の呼吸の深さが違うこと、吸う息と吐く息の湿度の違いにも気づいてみる。

これができるようになったなら、身体の感覚に意識を向けてみましょう。足の裏が床に触れている感覚はあるか？　手が太ももに触れている感覚は？　お尻が椅子に触れているか？　身体全体が重力を感じているか？

このとき邪念・妄念が浮かんでくるのは自然なことなので、浮かんできたなら、それに気づくだけでいいのです。

呼吸に意識してさえいればいいのです。やさしく、ゆっくりと。

呼吸は意識の錨なのです。風が吹いたり、波が荒れようと、錨があればこそ流されない。どんな雑念が心に吹き荒れようとも、呼吸を見失わなければいいんです。

呼吸を意識するのは、いまここに注意を向けることです。

脳のすべての疲れやストレスは、過去や未来から生まれるのです。すでに終わったことに気を病んでいたり、これから起きることを不安に思っていたり、とにかく心がいまここにない。この状態が慢性化することで心が疲弊していくのです。

まず、いまここにいることを忘れてしまっているのです。

心のストレッチの入口です。

「扁桃体―青斑核回路」の暴走を、緩和することもできるのです。

●「クンバハカ」習得法

クンバハカは、次の順序で行います。

①まず姿勢を正す。
②次に肩の力を抜く。
③肩の力を抜いたら肛門を締める。
④最後に丹田に気を込める。

ちなみに、丹田の場所は人によって微妙に異なるものです。まず自分の手の人差し指、中指、薬指の三本を臍の下に当てた薬指の下が自分の丹田と見ていい。

肩の力を抜く、肛門を締める、丹田に気を込めるという三つを三位一体で行うのがクンバハカです。

肉体的効果との関係は次の通りです。

- 肩の力を抜くことは、横隔膜神経叢を安定させる。
- 肛門を締めることは、骨盤神経叢を安定させる。
- 丹田に気を込めることは太陽神経叢を安定させる。

●「クンバハカ」＋「深呼吸」の「活力増進呼吸法」

このクンバハカができたら深呼吸と組み合わせると、さらに効果的になります。これを「活力増進呼吸法」または「深呼吸法」といいます。

①まずクンバハカをして、ゆっくり息を吐く、吐き切ってクンバハカ。

②次に、積極的な感情をもって静かに深く長く息を吸う。

③息を吸ったら息を止めてクンバハカをしてゆっくり息を吐く。そして、再びクンバハカをする。

これを無理に意識的にやるのでなく、無邪気に自然体で気持ちよく行ってください。
これだけで非常に生き生きとし、活力が生まれてきます。

普通の深呼吸は、息を吸って吐くという順番になりますが、クンバハカの深呼吸は、文字通り吐いて吸うという順番になります。

●「活力移送法」で局所的に活力を高める

もう一つ、「活力移送法」というのがあります。
これは、局所的に活力を高めるものです。

①まず、息を吐く。

②次に息を吸いながら局所に積極的観念を強烈に注入する。
③そしてクンバハカをして息を止め、活力受容の観念を抱く。
④最後に、いきみ加減に息を吐く。

●「養動法」で気分が静まり、疲労が回復する

これは「静動安坐法」とも呼ばれています。
椅子に座ってもよいが、

①まずキチンと姿勢を正してクンバハカをする。
②次に頭の上から見たとき、お臍が「の」の字を描くように動かす。頭は動かさない。
するると、気分が静まり、内臓筋肉のしこりが取れる。
さらにバランスがよくなり、腸が非常に気持ちよくなって疲労回復になる。

これが、一連のクンバハカです。

やってみればわかりますが、どれも数秒でできる簡単なものです。技術的に難しくて、体得するのに時間がかかるというものではありません。

ここで天風先生は言います。

「肛門と下腹と肩の三位一体の処置ということだけを考えると、きわめて簡単に行い得るもののように、たいていの人は早合点するようだが、実際のところは、いつ何時でも、いざというときに、この体勢になれるまでには、努力して練習しても、三カ月や半年はかかるのがふつうである」と。

ここで、実施の留意点を示します。

①肛門を締めるときには、腸のほうに吸い上げ気味に行う。
②下腹部を膨らませるようにする。
③力まず、リラックス状態で行う。

少し詳しく説明をつけ加えます。

腹筋を絞るときに、肛門に力を入れると、下腹部を中心に膨らませる方向になります。

その理由は、私たちの人間の横隔膜を腹側と背中側で別々にコントロールできるようになっているからです。

自律神経を意識的に調整するには、それなりの訓練が必要です。

肛門を締める努力をすれば、同時に、腸腰筋が収縮します。

この腸腰筋は背中側の横隔膜に結合しているから、呼気の終わりに、背中側の横隔膜を引っ張ることになります。筋肉は引っ張られると、より大きな力が出るので、次の吸気では、背中側の横隔膜が強く収縮し、その動きは背中側をまわって、下腹部をふくらませるようになります。

これは、「丹田に気を溜める」のです。

横隔膜を意識的にコントロールすることができれば、自律神経を自由に制御できるのです。

肛門を締めて下腹部に力を充実させようとすると、反対に下腹部がへこみます。下腹部を膨らむようにすることとです。

そのためには、まず腹のほうから先に力を充実させ、膨らませ気味にしてから、静かに肛門を締めるようにしてみてください。

天風先生は言います。「坐禅を組まなければ雑念・妄念が取れないというバカなことがあるものか」と。

クンバハカまでは、ということなら、歩きながらでもできる方法を練習してみてください。

これだけでも心をリラックスさせ、集中力を高めることができます。

歩いているときの呼吸に合わせて、それぞれの呼吸に「1」「2」というラベルを貼っていく。

これがうまくできるようになったら、自分の手や脚の動き、地面と接触する感覚に注意を向けてみる。

脚の筋肉の動き、関節の動きにも注意を向けてみる。ここでも「右」「左」とか、「上げる」「下げる」とラベリングしてみると、いまここに集中できるようになります。

●「安定打坐法」はどこでもすぐにできる精神統一のための瞑想法

「観念要素の更改法」「積極精神養成法」「クンバハカ」で、心の持ち方をプラスにして、生命力を強くすることを学びました。

こうして獲得した力を無駄使いせずに、自分の持てる力のすべてを効果的に仕事や人生で発揮するのには、**精神統一という心の使い方**が不可欠です。

精神統一して活用すれば、次のような効果が期待できます。

- **「心の使い方が効率的になる」**
- **「記憶力が増進する」**
- **「心機一転がうまくなる」**
- **「霊性能力が発揮できるようになる」**

精神統一に熟達すれば、インスピレーションなどの能力が発揮できるようになります。

ビジネスでも、家庭生活でも、いかに集中していても、場面が変われば、前の場面をきっぱり断ち切り、今というこのときに一〇〇％集中しなければなりませんよね。

こんなとき、忙しさが続くと頭が切り替わらず、集中できなくなってしまいます。「しまった」と思ったときはすでに遅く、好機を逃がしてしまったという経験が誰にでもあります。

「集中力」を育てるのに、坐禅やヨガの瞑想法が効果あることはよく知られています。瞑想は心のスイッチを始動させる力を持っています。

天風先生は、こういう坐禅やヨガの瞑想法に一工夫、二工夫して、どこでも誰でも、すぐにできる瞑想法を考案しました。それが、「**安定打坐法**」です。

忙しくとも、いつでもどこでも、心の中を空っぽにすることが大切です。天風先生は一日に一回は瞑想することをすすめられました。

われわれは、普段は散漫な心の使い方をしています。

(1)放心——何を思うともなく、ポーッとしている状態。

(2)擬滞——心の働きが一カ所に釘づけになり、止まって動かない状態。

(3)分散——気が散り、同時に多くの事柄に心が惹かれている状態。

(4)分裂――二、三の事柄に気が惹かれている状態。

(1)〜(4)は普通の心の状態。

しかし、**精神統一**とは次のような心の使い方をいいます。

(5)傾注・執着――何か一つのことに心を奪われている状態。

(6)集中・統一――心を散らすことなく、また物事にとらわれることなく、心の主体性を確保し、統一して使う状態。

●「瞑想」は細胞レベルで若さをキープできる

「瞑想」とは心を鎮めて無心になることです。

これが今、科学的にも効果があるとして注目をあびています。

瞑想によって精神の安定にかかわる「セロトニン」が分泌されます。そのセロトニンが細胞に働きかけて、細胞の遺伝子レベルで変化が起こるといわれています。

「テロメア」という、染色体の末端にあって染色体そのものを保護している構造物があります。

このテロメアは、我々の体内で細胞分裂にかかわっていて、細胞が分裂を繰り返すたびに少しずつ短くなっていきます。これがなくなると細胞分裂は止まり、細胞の寿命が終わってしまいます。

テロメアの長さは、出生時には一万五〇〇〇塩基ほどあったものが、三五年ほど経つと約半分に減少してしまいます。六〇〇〇塩基以下になると染色体が不安定になり、遺伝子の変異が起きやすくなります。その結果、がんを誘発しやすくなってしまいます。あるいは細胞の死や老化がおきてきます。

テロメアが長いほうが細胞は元気で、老化を遅らせ、若さをキープできるのです。

どうすればキープできるのでしょうか？

アメリカの実験によれば、①瞑想、②ウォーキング、水泳などの有酸素運動、③野菜中心の食事、④七時間以上の睡眠が有効であることがわかりました。

なかなか瞑想を取り入れるのは難しいかと思われますが、まずは副交感神経をリラックスさせることが大切だと思います。

太陽光（二〇〇〇〇ルクス以上）の下、二〇分間、リズミカルに歩くこと、呼吸法をマスターすることが大切です。

●「瞑想」で脳が拡大する

瞑想実験者は、感情をコントロールする記憶の脳の「海馬」、愛情の脳「眼窩前頭皮質」、学習・言語・記憶の脳「側頭葉」、欲の脳「視床下部」の領域が拡大しています。

これらが、プラスの感情、安定した感情、目配りがきく行動にかかわっているのであろうと思われます。

瞑想によって新しい回路が形成されたかどうかは、今後の研究にかかっています。

●「安定打坐法」のやり方

安定打坐法は、いつでもどこでもできます。

①まず、姿勢を正して坐る。

畳の上でも、椅子の上でも構わない。正座でもいいし、胡座《あぐら》でもいい。一般的なのは、正座かあるいはヨガでやる半跏趺坐《はんかふざ》または結跏趺坐《けっかふざ》である。

②次に印を結ぶ。印は双輪という印である。膝の上で両手の指を組む。

このとき両手の親指と人差し指の先を合わせる。

③そのまま指を合わせた状態で左右の人差し指の背中、その先端と第一、第二関節をぴったりくっつけると、膝の上に眼鏡の形で印が結ばれることになる。

大日如来像がよくこの印を結んでいるのを見かける。奈良の浄瑠璃寺の仏像もすべてこの形をしている。

④印を結んだら、クンバハカをして深呼吸をする。

深呼吸は腹式呼吸である。目を閉じて心を静かに沈めていく。

⑤その後でブザーを鳴らす。

普通の家にはブザーがないだろうから、仏壇のお鈴でいい。チーンと鳴らした音をどこまでも追いかけて聴こうとする。はじめはすぐに音が切れてしまうが、長く続けていると音が長く聴こえるようになる。

このとき、音は段々と細くなるが、いつまでも聞こえていることがある。そして、最後にプツッと音が消える瞬間に、マッチ棒の頭のような白い光が見える。あるいはそういう気がする。瞬間にしか見えないが、このときフワッと感じるものがある。これが悟りだという。

⑥ブザーのときは、ブーという音に心を集中する。

やがてピタッとブザーの音が止まる。その瞬間、フワッと心が透明になっていく。

⑦そのまま瞑想に入っていけばいい。

こうして瞑想を一五分間続ける。

朝起きたときと、夜寝る前、一日二回するといいのですが、忙しい人は夜の一回でいい。瞑想の直接的な目的は、「無念無想」になることにあります。

しかし、天風先生は、いつも多念多想、忘念妄想をかきたてている人が、いきなり無念無想になるのは無理と考えました。

しかし「一念一想」ならできるだろうということで、ブザーの音を採り入れたのです。

ブザーの音一つに集中することで、一念一想を可能にしたのです。一念一想に徹すれば、後は自然に「無念無想」に入っていきます。

だから、ブザーでなく、ほかの音でもいいのです。一念一想は、聴覚だけでなく、視覚からも入ることができます。

ローソクの火を見つめたり、**線香の火**をじっと見つめるというのもいい。

さらに、**お香**を使って嗅覚から入ることもできます。線香の場合は目を開けるが、普通は目を開けていると、いろいろなものが目に飛び込んできて雑念が出やすくなります。

また、目を閉じてしまうと眠ってしまうという人もいるのですが、そういう人は半眼にするといい。

このように無念無想の前に一念一想という段階を置いているのが、他の瞑想法にはない安定打坐法の特徴です。

以上が、天風先生の直弟子、清水榮一先生が教えてくれた極意です。

●「無念無想」で純真な気持ちになること

心を痛める大きな原因の一つに、意地や見栄があります。

天風先生は言います。「鉛は鉛、金は金、それを鉛に金メッキして、オレは金だというような顔をしなさんな」と。人を騙し、自分をごまかしていると、心は傷つくばかりです。

心を傷つけないためには、余計なことを見ない、聞かない、言わない、そういう境地になればいいのです。

そのようなときには「坐禅」を組むといい、これは常識のように思われています。

天風先生は「坐禅を組まなければ雑念、妄念が取れないなどというバカなことがあるものか。肉体が疲れたときに、肉体を休めるための特別な方法があるものではない。休息すればいい。心の場合でも同じだ。雑念、妄念を取って純真な心に返るのにそんな難しいことをする必要もないだろう。難しいことをしなければできないというほど不自由なものでもあるまい」とおっしゃられた。

「無念無想」に対して、天風先生は、「そんな夢まぼろしの世界ではない。肉体の存在も、精神の存在もはっきりと認識して、その上で痛かろうと、つらかろうと一切の感情を心の中に入れないで純真な気持ちになることだ」と。

折にふれて、このような無念無想の境地に入ることを心がけていれば、それは自然に身についてくる。

こうなれば心は平静であり、健康にも、仕事にも最良の条件で、自分の力を存分に発揮することができるのです。新しい意欲を持って挑戦するエネルギーが湧いてきます。

●瞑想中にあらわれるα波（八〜一三ヘルツ）

瞑想、ヨガ等の東洋的修行について大木幸介先生は次のように説明してくれます。

「東洋的修行では、なるべく下位のホルモン系、無髄神経系を活動させ、上位の脳神経系と骨格筋系は動かさず、原始に返るように、全身から全脳を整える。

このような東洋的修行は、上位の進化した脳へ偏った脳の活動を是正し、下位の脳の活動を中心に整えるので、頭の健康にとって最善の方法といえるかもしれない。

瞑想中にあらわれるα（アルファ）波という脳波が注目をあつめている。α波は心が平安になり、リラックスしているときにみられる脳波で、『瞑想波』ともいわれる。脳波があらわれているときは、直感力や創造力が発揮される。……なお瞑想状態では、脳内でエンドルフィンなどの脳内麻薬物質が、なんらかのはたらきをしていると推測する学者もいる」と。

丹田を鍛えると、A_{10}神経（情動を支配する神経）が駆動し、瞑想ではエンドルフィンが駆動してくれるのです。α波の状態のときのことを体験者からは「頭がスッキリした」「雑念が取れて心が透明になった」という報告もあります。

アメリカのＮＡＳＡの、ジョー・カミヤという日系二世のドクターの報告です。

宇宙飛行士のさまざまな心理実験をやったことで有名な人です。この人が、瞑想している人にセンサーをつけ、ライトをつける実験をした。すると七ヘルツから一四ヘルツのα波の間にくるとライトが明るくなる。特に真ん中の一〇ヘルツのところが最も明るくなる。

そこからジョー・カミヤは、一〇ヘルツのときに何か不思議な力が出ていることを発表しました。

実は、地球の上空、八〇キロから数百キロの間に「電離層」というものがあり、その波動が一〇ヘルツだということだ。だから人間が瞑想して一〇ヘルツになるということは、宇宙エネルギーと何らかのつながりがあるのではないか、と言っています。

瞑想法は「心のクリーニング法」と言っていいのです。ぜひ、安定打坐法を、日課として取り入れて、実行してもらいたいものです。

●「安定打坐法」で「絶対積極」の境地へ誘う

安定打坐法を行うことで、「絶対積極」の境地へと誘う方法です。

次のような話で、虎の檻に平気で入れる理由を天風先生はこう話しています。

「信念が強く結晶した人の周りには、非常に強い同化力が動きだす。霊的作用の感化で、その場の雰囲気をスーッと同じ状態にしてしまう。猛獣が同化するのは当たり前じゃないか」と。この境地なのです。


天風先生は、沢庵和尚の話がお好きなようです。

三代将軍家光が、まだ将軍になって間もない頃のことである。朝鮮からの貢ぎ物の中に、珍しい大きな虎があった。

堅固な檻に入れられた虎が江戸城内に運ばれ、将軍の御覧に供せられることになった。初めてみる猛虎に、若き家光は背筋に冷たいものを感じながらも、嬉しさを隠そうとはしなかった。

日を定めて集まるようにとの御触れを大名、旗本に出した。

「今日の催しは、朝鮮国渡来の虎の檻に人間を入れる。さよう心得よ」

と家光は一座を見渡した。やおら傍らに控えた柳生但馬守を振り返り、

「但馬、そちが入ってみよ」

と言った。但馬守は、うやうやしく一礼して悠然と立ち上がった。手早くたすきをかけ、門弟に目配せすると、お城の道場から急ぎ運ばせたアカガシの木剣を手に、虎の檻へと近寄る。

一同は息をのんで見つめる。檻の番の者に、開けろと命じて、但馬守はヒラリと檻に入った。なにしろ相手は猛獣である。一瞬たりとも気合いを緩められない。

虎は獲物に飛びかかろうと牙を剥いている。但馬守は木剣を中段に構えて、わが身をかばいながらジリッ、ジリッと進むと、剣勢に押されて虎は後ろへ引く。檻のすみに虎を追い詰めていった。

「但馬、もうよかろう」

と将軍は言った。

但馬守は体勢を崩すことなく、小刻みに後退する。檻のところまで来ると、開けろとそのまま声をかけ、構えたまま外に出る。但馬守の体は脂汗でぬぐわれたようになっている。居並ぶものの間から喝采が湧き起こった。

但馬守は面目をほどこして座に乗る。柳生但馬守の積極性は溌剌颯爽としたものである。

「もう一人、入れる」

と家光は一座を見渡した。一同は視線を避けようとする。後ろに控える沢庵禅師に、

「どうじゃ、禅師、御身ひとつ入ってみるか」

と言った。辞退するだろうと家光は内心思っている。すると沢庵はにっこり笑って、立ち上がり、片手に数珠を下げてフラフラと檻のほうに歩いていく。但馬守と違ってすきだらけである。檻の番の者が、手早く戸を開けると、沢庵はそろそろと中に入っていく。

虎は飛びかかるかと思うと、さにあらず、沢庵の衣のすその周りにまつわりつく。足元に横になって、のどをゴロゴロ鳴らしている。まるで飼い慣らされた猫のようである。

いちばん驚いたのが家光である。

「もうよかろう、禅師」

「さようか。おとなしくしておれ、また来るでな」

と虎に言い残すと、くるりと背を向けて檻を出て来る。汗ひとつかいていない。

家光は問う。

「但馬、そちはいかなる心構えにて虎の檻に討ち入りしたか」

「柳生流の真の気合いをもって、攻めつけましてございます」

「沢庵禅師、御身は」

「何の存念もございません。愚僧は仏道に精進いたすもの。虎といえども仏性あり。慈悲の心をもって接したまででござる」

この沢庵禅師は**虚心平気**（心が虚で、気が平という状態）になっていたから、虎との争いがなかった。沢庵禅師の心は**絶対積極**の境地にあった。

柳生但馬守は、**相対的積極**であった。

●「呼吸操練」で全生命に活力を満たす

①**吸酸除炭**（酸素を吸入し、炭酸ガスを排出）の作用
②**生命を生かすのに必要な「活力なるものを充実させる」**
②は、この宇宙にあまねく存在しているエネルギーを吸収するという働きであり、肉体の活性化だけでなく、精神面まで力を供給していく効果があります。

呼吸操練とは、この二つの意義を踏まえたものであります。
次のような効果があります。

- 血液の循環がよくなり、血圧を正常にする
- 血液が清浄になり、新陳代謝がよくなる
- 神経系統の生活機能が活発になる
- 内臓の働きがよくなる
- 呼吸器官が強化される
- 肺呼吸・組織呼吸が活性化される
- 消化吸収・排泄が促進する
- 精神生命までも充実する
- したがって全生命に活力が充満する

以上が天風式活力呼吸ですが、この呼吸の大切さを、永田晟『呼吸の奥義』（講談社）で科学的に詳しく紹介してくれております。

一部を引用します。

「呼吸によるリラクゼーション効果」のところでは「東洋の健身術が肉体的な健康効果と並んで、精神的効果、つまりリラクゼーション効果を求めているからである。このリラクゼーション効果の秘密は、横隔膜と脳の関係にある。

筋肉が収縮すると、筋肉内のセンサー（筋紡錘）から脳の呼吸中枢、さらに視床下部にインパルスが送られる。横隔膜も一種の筋肉で、当然、そうしたセンサーを備えている。

ゆっくりと時間をかけた深く大きな呼吸で横隔膜が動くと、筋紡錘からインパルスが発射され、そのインパルスが脳幹の呼吸中枢を刺激する。脳幹はその刺激を受けて、インパルスを視床下部に送り、リラクゼーション感覚を生むと考えられている。

その証明に、脳内ホルモンのベーター・エンドルフィンなどの快感物質の放出が確認されている。『息を吐く』ことが強調されるのは、ここに由来する」と、呼吸の大切さを紹介しています。

さらに、「脳波に1／fゆらぎがあらわれる」には、「気功運動中はさわやかで楽しく感じており、高周波数帯域が大きくあらわれる。そしてL／H比は小さく、副交感神経の優位と交感神経の抑制、そして精神的な安定性とゆったりした〝ゆらぎ〟が出現したことを示している」とありました。

●呼吸と心の不思議な関係

さらに、「呼吸と心の不思議な関係（禅僧の教え）」には次のような解説がありました。

「江戸中期の禅僧白隠の著書『夜船閑話《やせんかんわ》』は、白隠自身が禅の修行で病を得、衰弱の果てにたどり着いた法を、修行に苦しむ弟子たちに書き示した書である。

白隠がここで説いているのは、いわゆる**丹田呼吸法**すなわち腹式呼吸の極意で、心は心を以て制することはできない、息（呼吸）を以て心身を養えよという」

「吐くときに丹田（おへそから五センチ位の所）を意識して絞り、吸うときには自然に鼻から吸う呼吸法」です。

簡単に言ってしまえば、「腹式呼吸」です。

「呼吸を意識」する。これは日本文化の根底で、武道、茶道、書道、花道、能・狂言などで必要不可欠なものです。

これを現代医学の言葉で解説すれば、呼吸は中枢神経に支配された横紋筋の意識的なはたらきであるだけでなく、自律神経にも強く影響されているということになります。

心のありようは「怒り」「憂い」「怖れ」「喜び」などさまざまに表現されますが、神経生理学的に表現すれば、どれも同じ「興奮」という意味です。

丹田式呼吸法を続けることで、

①集中力の向上――一つのことに意識を向け続けることができるようになる
②感情調整力の向上――ストレスなどの刺激に対して感情的な反応をしなくなる
③自己認識への変化――事故へのとらわれの減少、自己コントロール力の向上
④免疫機能の改善――ウィルス感染などに対する耐性、疼痛の軽減等

につながります。

神経的な興奮状態では、呼吸運動が促進されますが、興奮がおさまれば、呼吸運動が抑制されて、ゆったりとした動きになります。これは見方を変えると、呼吸をコントロールすることで、心情にある程度の影響を及ぼすことができるともいえます。「深呼吸で気持ちを落ちつかせる」というのは、まさにこの関係を利用したものです。

もう一点、永田晟先生の強調していることをつけ加えたい。

それは「腹式呼吸の効果」です。

「深呼吸の主役は、腹式呼吸である。すなわち腹を膨らませて息を吸い込み、腹を引っ込ませて息を吐き出していく運動である。

横隔膜を持ち上げることで息を吐き、引き下げることで息を吸う。そこで腹式呼吸は横隔膜呼吸ともいわれる。

横隔膜の上下運動によって肺の伸縮性を強め、息を吐くときは、ゆっくりと長く十分に肺胞内の空気を吐き切ることができる。さらに呼吸運動に必要なエネルギーを最小にとどめ、換気効率を最大にする方法である……。

また腹式呼吸では、横隔膜の上下動と腹圧の増減によって内臓が刺激され、蠕動運動が活発になって血液循環もさかんとなる。結果として全身が暖かくなり、腹筋が鍛えられ、視床下部からベーターエンドルフィンのような沈静化ホルモンが分泌され、リラックスするといわれる……。

なお、深呼吸というと、空気をたくさん吸い込むことだと思ってしまいがちだが、これは間違い。健康と自律神経機能のバランス（安定性）から見れば、むしろ空気を吐き出すことが大切である。

つまり新鮮な空気を体内に取り込むことでなく、体内の酸素濃度の薄い空気を吐き出し、結果として外気を取り込むことにつながるのである。

伝統医学としての気功やヨガの深呼吸も、すべて息を吐くことが強調されている」と述べ、深く息を吐くことにより自律神経のバランスをととのえることで、血圧を安定させるほか、抗ガン作用の効果も報告しています。

呼吸ほど当り前のことはないことに気づいてもらえたでしょうか。

自然法則に順応した生活を送るには、中国で言う「四大」に触れる努力をすることも大切です。四大とは「日光」「空気」「土」「水」のことです。

都会では土に触れる機会が少なくなりました。美味しい空気もない。しかし、週末ぐらいは山登りとか海に行って土に触れ、美味しい空気を吸ったほうがいい。

日光は、当たり過ぎるといけないが、適度に当たることが必要です。

●その他のエクササイズ

腕、足、体幹などの大きな筋肉を使うこと、くり返しのリズム運動がいいことはまちがいありません。

どのスポーツがいいかは、自分が好きなことをするのがいいと思いますが、ウォーキング、ジョギング、サイクリング、水泳、エアロビクス、ウェイトトレーニングがあげられます。

無理なくできて、長続きする、そして大切なことはリズミカルにできるものがいいでしょう。

負荷のかかるもの、ストレスを感じるものは、活性酸素の発生を考えるとよろしくないと思います。

なんでもそうなのですが、ホドホドのエクササイズがいいのです。

●「運動」が体にいい理由

適度な運動やエクササイズは健康にいいといわれていますね。

運動による筋肉刺激で節前細胞から分泌される「マイオカイン」の一種（SPARC）が大腸がんの抑制に作用されることがわかりました。

「マイオカイン」は、「若返りホルモン」といわれ、主に太ももやふくらはぎなどの下半身の筋肉から分泌されます。筋肉運動によってマイオカインが血液中に増えて、大腸の病変箇所に直接作用して発がんを防ぐのです。

身体の代謝を高めることによって、大腸がんの発病を抑制できるのです。

イスに腰かけ、膝を伸展させて、足首をぐいっと持ち上げる。大腿四頭筋の筋力アップ、大腿三頭筋（大腿後面）のストレッチができます。

下肢の筋肉力トレーニングは、第二の心臓のトレーニングになります。心臓のためにも、脳血流のためにも大切です。

リハビリテーションをすすめるのは、ただ機能改善だけでなく、マイオカインを増すのが最大の目的なのです。

呼吸、水、睡眠、動く（日光下で）が大切だと気づいてもらいたいと思います。

●「水」は生命の母である

水は生命の源ですので、大いに飲まなければなりません。ナチュラル・ミネラル・ウォーターのような自然が与えてくれる水を飲むことをおすすめしたい。

「未病」の段階から遺伝子は警告を発しています。

なんとなくだるい、食欲がなくてどうも元気が出ない……けれど、血液検査をしていてもどこも異常がない。このような状態をいわゆる「未病」といいます。

血液中にはなんら問題がないように見えても、遺伝子レベルである異変が起こっているのです。

遺伝子八〇〇〇種を治療前と後で比較してみると、血液中に変化が見られなくとも、遺伝子レベルでは二〇％以上の異変をきたしていると最新の研究データでわかってきました。

まず、血液をサラサラにする。一日すくなくとも二ℓの水を数回に分けてチョビチョビ飲んでみることをすすめたいと思います。

イラン人医師パトマンゲリジ（一九三一～二〇〇四）の話です。イラン革命時代に政治犯として刑務所に入れられた彼は、収監された三年間、刑務所内で医師として囚人たちの治療に当たりました。

医療設備も、薬も十分にない劣悪な環境下で、彼が使えたのは水道から得ることのできる〝水〟でした。

そして、彼は薬の代わりに水を用いることで疾病をかかえた囚人たちの病状が良くなることに気づいたのです。

彼自身も驚いたその事実を証明するために、釈放後、彼は水に関する研究を続けたのです。

「体内が乾燥していたことが大小さまざまな病気の原因であり、死をもたらす元凶である」と。

そして、「病気を治すのは医者ではなく、私たち自身が持つ『免疫力と自然治癒力』なのだ」。

病気の原因が、自分自身にあることを知る必要があるのです。体における水不足は、脳のエネルギー不足を引きおこしてしまうのです。最初に痛みやシビレなどのさまざまなサインを発しているのです。

体内が知らぬ間に乾燥に侵されると、大抵の場合、ストレスを感じ攻撃的になります。水不足は生命を脅かす危険であるため、生物はストレスを感じるのです。

疲れやだるさ、睡眠障害等々、いわゆる「未病」の状態を指すのです。

そう考えると、この〝なんとなく〟の状態は、気のせいでもなく、実は身体からの「SOS」のメッセージであることがわかります。

●慢性の水不足は遺伝子にも影響する

以前、水棲動物だったものにとって、棲息圏を離れるのは冒険です。水が不足するため、大きなストレスを生む。このストレスから、水の危機管理を優先する生理機能が設けられたのです。

体のどんな働きも、水の流れに監視させ、それと一体となっています。**水を充当する系の中で最優先させるのは「脳」です。**

脳は体重全体の五〇分の一を占め、血液の約一九％を受け取っています。脳の伝達物質、ホルモン、電解質等々も水が伝達して、生命エネルギーを維持してくれているのです。このどれかに障害があれば「病」になってしまうのです。**呼吸が命のエネルギーを取り入れ、水が生命のエネルギーを生んでいるのです。**あたり前と思われますが、このあたり前をしっかりと理解しなければならないと思います。

慢性の水不足が、遺伝子にも影響してしまうのです。

●私の実践法

高校二年生のとき、サッカー試合中に私は転倒し、左手第三、四、五指の脱臼骨折してしまった。

あまりにも痛いので、ポンタール（消炎鎮痛剤）服用後、二日間で、胃・十二指腸潰瘍になる。

胃痛が強く、何も食べられないが水分補給はでき、飲水後胃痛が軽くなった。二週間は絶食状態で胃痛から解放された。

その後、再発はなかった。

受験、医師国家試験のときは下痢だけで無事だった。このときも水分補給だけだった。

県救急医療センター勤務中、時は第一次ビタミンCブーム。三、四日連続勤務はあたり前だったが、毎日毎日多量のビタミンC服用。私だけがこんなに服用して下痢ひとつなかった。他の先生方は下痢でドロップアウト。それ以降も合成ビタミンC（シナール）を服用。

三四歳、旅行社の依頼で、パキスタンへ！　シルクロード旅行中、バスが転落。四人死亡、受傷者多数。死亡者、受傷者とK２中腹での待機。パキスタン空軍の飛行機が悪天候で迎えに来てくれない。案の定、ストレス性胃潰瘍です。

帰国後、バリウム検査するも、バリウムを飲んでもすぐに流れてしまい、検査できない。担当医が憤慨し、そのまま胃内視鏡検査。多数の胃潰瘍があった。内服薬をすすめられ、一日入院。「やっぱりか！」で居酒屋へ。生ビールを。一杯目は胃にしみてけっこう痛かった。二杯目、三杯目はうまかった。翌朝、胃痛から解放。その後しばらくの間、水のみですごした。

三度目は、妻の病のときだった。娘の大学受験もあったので大変だった。妻の術後、家事、買物、娘の朝晩の送り迎え、弁当作りに病院での仕事。

三年前からの呼吸法に気の訓練をしていたのだが、胸痛、腹痛の発作におそわれた。後輩の所へ胃内視鏡検査を依頼。案の定、胃潰瘍で、もう少しで穴があくくらいだった。

断食に水でいこうと思った。自律神経のコントロールがまだできておらず高血圧になっていた。

薄塩、能登塩水と天然ビタミンC（沖縄のシークワーサ）をためした。合成品をやめた。乾式サウナ療法も開始。

「ああ、ストレスか」で、胃痛から回復した。

いろいろな塩水をためしてみたが、今ではヒマラヤ塩を使っている。これも妻が癌性うつがひどくなったので、通販でヒマラヤ塩、シークワーサが手に入ったからだ。妻は癌の再発・転移がみつかり、うつもひどくなり飲水療法（このとき特殊セラミックのイオン発生の浄水器を使用）は中止し、がんセンターの治療を開始。四年後、亡くなった。

妻を亡くし、住むところも変わったが、ビタミンC、塩水は行っている。インフルエンザにもかからない。

病名をつけられたって、「ストレスか！」で、薬を飲んだことはない。どこも痛くもない。花粉症もなくなっている。

まちがってはいなかったのだ！

もちろん、呼吸法、気の訓練もつづけている！

これが最善の治療法だ。

愛語は愛心より起こる——道元の『正法眼蔵』に見られる言葉

「愛に満ちたいい言葉は、愛に満ちた心から自然に発せられるものだ。その根底には、慈悲の心がある。利得や好悪といった差別なく、対象を受け止める心のことだ。

言葉の力を信じなさい。人にはいい言葉をかけなさい。いい言葉、いい心から発する。逆に、言葉をよくすれば心がよくなる」という意味。

言葉には、脳を変え、意識を変える力があります。ミラーニューロン細胞です。ミラーニューロン細胞は、言葉の理解にも深くかかわっているのです。

「愛語よく回天の力あり」上記の先の言葉です。

「まず言葉を変えてみなさい。心をこめていった言葉は、人の考え方を大きく変え、一生を転換するほどの力がある。その力は他人にも現実にも及ぶ」という意味。

担板漢《たんばんかん》――総持寺の開祖、瑩山《けいざん》の書『伝光録』

これは板を担《かつ》いだ漢《おとこ》のことです。板を担ぐと、半分の世界しか見えません。右肩に板を担げば右の世界が見えなくなり、左肩に板を担げば左の世界が見えなくなります。

ものの一面だけを見てああだこうだというのは、軽率過ぎるといわれても仕方がない。板をおろせば広い世界が見わたせるのですが、なかなかおろそうとはしないのです。そういう人は、自分の主張を曲げることがなく自分の考えがいちばん正しいと思っている。自分の考え以外のことは、すべてはねのけてしまいます。かたくなではなく、素直がいいのです。

天風先生は、「たとえば右を見れば繚乱たる花園があり、左を見れば死骸がごろごろ転がっているとしよう。そんなときには右を見ていればいいじゃないか。わざわざ左を見て世の中を嘆いてみせてもだれもほめてはくれないよ」と。

担いだ板を捨て、きれいな花園を見てとらわれず、心の置きどころを変えよう。

6章

人生をすべて思い通りにする天風先生の教え

●信念とは人生の羅針盤

「信念」とは、人ひとりが自分自身に対して抱き持つものである。

天風先生は、「信念とは、人生を動かす羅針盤のごとき尊いもの」だと言います。

「念願や宿願が、叶うとか叶わないとかいうことは、自分の外にあるのではなく、すべて自分の心の思いよう、考え方の中にある」と言われた。いろいろな自分の願いが叶うか叶わないかは、他人のせいでもなければ神様のせいでもなく、運命のせいでもない。すべて自分の心の中にその原動力があるのです。

「信」は、信ずる、信仰の「信」であり、「まこと」つまり「真の言葉」という意味がある。要するに自分が自分に対して抱いている真の言葉、まことである。「念」は念ずるである。

つまり、**信念とは自分が自分に対して発した真実の言葉を大事に守ることである。**自分の心に決めたこと、自分が自分に対して言った言葉、約束を守るということなのです。

われわれが生きていくうえでは、一つひとつ、それなりに信念を持って生きていかなければなりません。

何気なく発する言葉、「つい、心にもなく」ということは、天風先生は許されなかったときく。「物事を見たり、聞いたり、考えたりするときには、いかなる場合でもはっきりした気持を持って行動しろ」と言われたのです。

なぜならば、われわれは日常のどんな些細なことでも、一つひとつに信念、自分の言葉に対する責任を持って行動しなければならない。

天風先生のおっしゃる**「信念の力」**というものは、諸事万端を完全にする根源的な要素である、そういう意味なのです。

自分が発した言葉どおりにその運命がすすむ、最近では「脳内会話」といいます。潜在意識は、御主人は、こう願っているんだ！　と認識してインプットするのです。

われわれが持っているいろいろな欲望や念願を達成しようとするときには、最低限、信念を持ち続けることが大事である。

信念を持ち続けるには、心のスクリーンに信念を実現したときの自分の姿をはっきりと描き、その強いイメージによって、強固な信念を確保していくことです。

そうなったときに、信念はまさに宿願達成の原動力となって働いてくるのでしょう。

●心に強く決意し、強く信じ、期待して、行動する

信念はまた、心の方向を支えるばかりでなく、それが潜在意識を突き動かすことによって、意図するものを確実に実現させる原動力ともなります。

ましてや信念に情熱が加わったとき、運命にも病にも、すべて思うがままに成功へと導く強力なエネルギーとなるのです。

心に強く決意し、強く信じ、強く期待して、強く行動する。その強い心が、初一念を貫徹させて、自分でも驚くほど潜在能力が、グイと出てくる。信念が勇気を呼び、勇気が力を湧き出させ、力が信念を炎と燃えさせる。

「こうして断然、逆境を乗り越えていこうとする力強い態度こそ、積極人生を築く一番の根本である」と天風先生は言う。

信念を強固なものにしていくには、自分の〝心の置きどころ〟をはっきりとしたものにしておかなくてはならない。**清く、正しく、尊いとされる目標に向かって、自分**

の心に思っていること、考えていることを、心のスクリーンにありありと描けばよい。

そうすると、「それは期せずして強固な信念となって、必ず実現する」と言われた。

「信念は宿願達成の原動力」なのです。

このため、人生にとって、その心に信念をもつことは必要不可欠なのです。

天風先生は、「人の値打ちというのは地位でもなければ名誉でもない。結果的には信念という二文字である」と言われました。

自分の命を運ぶ主人公は自分である、自分の人生の主人公も私自身である。目覚めているときは、あくまで自分が主人公である。決して、神様や迷信や慣習に振り回されたり頼ったり、あるいは人に強制されて行動に束縛を受けるのではなく、常に自分が完全な主人公としての生きざまを見出していかなければならない。

「二度と生まれることのできない人生の刹那刹那は、自分というものがいつも完全な主人公であるように心がけるべきである」と天風先生はくり返しおっしゃられたのです。

●思考が人生をつくる

「是《これ》一番　寒　骨に徹せずんば、争《いかで》か得ん　梅花の鼻を撲《う》って香しきことを」

冬の厳しい寒気をとことん味わったからこそ、春、梅はどの木々にも先駆けて香り高い花をさかせる、という意味です。

この句は梅花のことを言っているわけではありません。

人間も苦しい修行という時節を経て、光りを放つようになるということだ。艱難辛《かんなんしん》苦《く》にあわないと成長しない、という教えです。

天風先生も、ヒマラヤ修行中「もう駄目だ、自分は二度と回復しないだろう」という絶望に陥った。そして師のカリアッパ聖者から、信念の煥発法を教えられた。はじめはどうしても信じることができなかったが、ひたすら瞑想しているうちに、どうしても信念を煥発しなければならないという気持ちが高まった。

「そうだと気づいたときが、バースデー」。

「オレは治る、治るとも！」と、理屈抜きで、しかも簡単明瞭に思い込むことができるようになった。

そして、健康を回復し、溌剌と活動している自分の姿だけを心にはっきりと描いた。やがてこれが夢の中にまでひとりでに現れるようになった。

そのうちに、今までの病身だった自分が本当の自分なのか、それとも映像の中でいきいきと活躍している自分が本当の自分なのか、混然一体となってわからなくなった。

やがて、あの弱々しい病に沈んでいた自分はあとかたもなく消え去って、強くたくましい自分だけが出てくるようになった。

天風先生は、「これが本当のオレなのか」と自分でも不思議なほどだった。この頃から病は急に快方に向かったのである。

「これが心の不思議だ」と天風先生は言うのです。

顕在意識で思ったことが、それとつながっている潜在意識と一致して、それによって信念が確実なものになってくるのです。

「思考が人生をつくる」

天風先生は、「健康も仕事も、あらゆることにおける力の根源は自分自身の心なのだ。ところが世間の人はそれに気づかないでいる。そういう人は人間がどうして進歩や発達を遂げてきたのかわからないだろう」と言われます。

●効果的に自己暗示するときの方法

昼間はとかく外部からの妨害が多いが、夜になって床に入ったら妨害するものがない。そのため、特に就寝前に受ける暗示はとくに影響を受けやすいのです。

無念無想になるべきといえども、DMN雑念回路が活動しているのでなかなかなれない。こんなときにこそ、気持を整理し、心を平静を保つために「呼吸」をしてみることです。

昼間あったいやなこと、つらかったことを決して思い出してはいけません。無理にでも楽しかったこと、嬉しかったことを思い出してみてください。

夜中に取り組むべき適切なメッセージを潜在意識に送信することがきわめて重要になります。

就寝前にこれを実行すれば、一晩中、潜在意識はあなたの願望の実現に取り組んでくれるのです。

2章の「潜在意識を強化する観念要素の更改法」でふれました自己暗示を具体的に説明します。

①連想暗示法

意識的に積極的思考をつくり、それを心の中で連想していくことによって観念要素の更改をはかる方法です。

そのときは、明るく、勇ましく、微笑ましいことだけを心に連想させる。たとえ、どんなに悲しいことや、腹の立つことがあっても、いっさい気にかけず、積極的なことだけを連想するのです。

寝がけの連想は特に大切です。

「睡眠は神人冥合のとき（人間の生命に自然の力が統合するとき）」と天風先生は言われます。

眠っているときこそ、生活の活力の受容量が増すときです。活力を完全に吸収するためにも、この暗示法で安らかに眠るようにしましょう。

【やり方】

●**毎夜、寝がけに行う。**「一日の疲労をとり、休養するために睡眠をとるのだから、肉体だけでなく、精神にも安らぎを与えよう」という気持ちで心に楽しいことを連想する。

●**一日の中で、適当なときに瞑想して行う。**今の状態がどうであろうと、それにかかわらず、積極的なことを連想する。

●**明日どうしても気になることがあれば、それを明るく、積極的なものとして連想する。**

●**どうにもこうにもならない状態のときに、明るく考えられないときには、楽しい思い出の写真、家族の写真、愛犬、愛猫の写真や、携帯電話の着受画面でも、そっと見て明るい連想をしてみる。**活力を取り戻すことができる。

②命令暗示法

命令的言語で潜在意識に働きかける暗示の方法。

寝がけに行うのが、もっとも効果的です。必ず達成させるぞ、という不動の信念でやれば、観念要素を積極的にすることができます。

目標をイメージ化し、熱心に思いつづけることが大切です。

【やり方】

❶寝がけに自分の顔を鏡に映す（鏡は小さいものでよい）。

❷眉間に意識を集中する。

❸鏡の顔に向かい、二人称で呼びかける（「おまえは」、「あなたは」と）。

❹いちばん自分が望んでいる念願を一つだけ選ぶ。

例：「おまえは、病を気にしなくなる」

「病が治る」というのは病気を気にしているので効果が少ない。

天風先生は、「病というものがあっても、病気というものはない」と言われた。

❺これを命令する。真剣に。ただ一度、小声で。

❻実現するまで継続して行う。

③断定暗示法

命令暗示法を併用する。寝がけに命令暗示法で行ったことを、翌朝目がさめたら、断定的口調で暗示します。

前夜に「おまえは病を気にしなくなる」と命令したら、目覚めたときには、「今日は病を気にしない」と断定する。

そのとき、自分の状況がどうであろうと自分の耳に聞こえるようにはっきりと断定する。

「自ら発した言葉の方向に運命は進む」の法則のとおり、潜在意識から顕在意識へ働きかけるのです。

【やり方】

❶朝、目覚めたら、前夜に与えた「命令暗示法」の断定を、さらにはっきりと確信をもって行う。

❷一日中、何回でも行ったほうが効果的です。

自己暗示は、自分で自分に行うものだから、他人の意思でコントロールされないので安心です。

●「朱に交われば赤くなる」の他面暗示法

他面暗示法は、明るく、楽しく、微笑ましい暗示を大いに摂取し、このような人とか集団と交際しようというものです。

複雑で情報過多な時代、不要なものが多く、というより氾濫しています。

天風先生は、マスコミ社会の世相のなかでは、マイナス暗示が多くなってくることから、こう言われたのです。

「つねに自分の心の中を特別に手入れしない限りは、潜在意識の中がもう始末におえないほど消極的観念で充満してしまうんだよ。マスコミという世の中の世相から受ける影響がありますからね」と。

アメリカのアンドリュー・ワイル博士は、「ニュース断食」をすすめました。

こんな情報過多の中では、何が正しいのか、何がまちがいなのかわかりません。

ここで大切なことは、人間は想像以上に暗示にかかりやすくできている、ということです。これを忘れないでください。

テレビのコマーシャル効果のように、暗示とは、意識してかけようと思わなくても、かかってしまうものです。

物が食べたくなるとか、飲み物がほしくなるという他愛もないものなら、それは問題ありません。

「朱に交われば赤くなる」という話があるように、人間はプラスよりマイナスのイメージに影響されやすいのです。イメージは、悪の感化はあっても善は少ないのです。マイナスのエネルギーのほうが影響は数段強いのです。

天風先生は言葉づかいに非常に注意を払うように言われます。**特に「できません」「ダメです」はいけません。**そのままダメ・モードにスイッチが入ってしまいます。「できません」と言ってしまうと、その瞬間に自分の限界をつくり、できることもできなくなってしまうのです。**マイナスの自己暗示は、断固拒否しなければならない。暗示は、人間に対して無条件に働きかけてきます。そして人間の心は、それらの暗示に対して素直に感化し、同化するようにできているのです。**だから、消極的な暗示に接すると、その心は消極的になり、積極的な暗示に接すると積極的になります。

人間は、これほど暗示にかかりやすいのです。その影響で人間は思いがけない力を発揮することができます。

高校時代の恩師、小出監督は、暗示のスペシャリストでした。たかだか一三名のサッカー部員しかいないチームを、県大会二位（二回）、三位（一回）へ導いてくれました。感謝・感謝です。

あのそのかしで、シドニーオリンピックでマラソン女王を育てあげたのでしょう。自信がさらに自信を増大させて力をつけていくのです。

この暗示効果を精神開発、能力、潜勢力の開発に大いに利用すべきです。

●良い習慣づけは第二の天性になる

人間はリラックスすると、脳のα波が増大する。α波が出ると暗示感受性が強くなる。一日で最もリラックスしてα波が出るのは、これから寝るというときなので、天風先生は、このときを利用するようにすすめられたのです。

どうせ寝るなら、楽しく微笑ましいことだけを考え、連想する習慣を持つことです。良い習慣づけは第二の天性になります。また、嫌なことは明日になって考えればいいのです。

消極的な感情に、自分をおとしいれないことです。パチンと心のスイッチを切り替えて、眠りに入るまでを安息に導き過ごすことです。

睡眠は、脳にとって最良の休息であります。また、脳の洗浄あるいはデトックスの時間です。マウスの実験で、睡眠中の脳内では脳脊髄液がより多く取り込まれ、アミロイドβタンパク質という脳の疲労物質を洗い流していたのです。

ＤＭＮ雑念回路の活動を抑えれば、脳はより深く休息できます。

アルツハイマー認知症の患者さんでは、ＤＭＮの働きが低下していました。患者さんはＤＭＮを長年にわたって使いすぎたために、この回路が耐久年数を超えてしまったのではないかといわれています。その脳にはアミロイドβタンパク質が溜っていました。

認知症を防ぐという意味でも、しっかりと睡眠をとることが大切なのです。

ゆっくりと睡眠をとっている間に心の暗示作用が働いて、いつの間にか潜在意識にある観念要素が積極的に強化されていくのです。潜在意識のなせるわざです。

これが習慣づけられれば、知らず知らずの間に、日常の自分が積極的になっているのを発見することになります。**脳って、習慣が好きなのです。**今夜から実行できます。

暗示は潜在意識を引き出し、それを伸ばす非常にいい方法です。そして、それは肉体的な力や一過性の力を引き出すだけではありません。能力その他の生命力を、必要なときにいつでも使えるように引き出してくれるのです。

「その問題に対しては一晩考えてみるよ」と眠りにつき、翌朝、いとも簡単に、その問題が解決されていたということがあったでしょう。

これが、潜在意識なのです。

●無駄、無理、むらを捨てて集中する

仕事ができる人というと、ついマルチタスク（同時に様々な仕事を手掛けること）をこなしている人をイメージしますが、この働きはおすすめできません。

男性脳と女性脳では違いがあります。男性脳は一つのことを集中する側頭化、女性脳は左右両脳を使いこなせます。これは左脳と右脳をつなぐ脳梁が大きいからです。

女性は掃除をしながら、電話をかけ、同時におやつを食べられます。

マルチタスクを行うと脳に過剰に負担がかかってしまうのです。目の前の仕事に集中しているつもりでも、時間の割に進んでいないってことがあるでしょう。

一つの仕事に集中する人と比べ、マルチタスクの人のほうが生産性が低いのです。

まず、一つのことに集中できるようにすること。

あれも、これもという雑念状態をやめ、優先順位を決め、一つの物事に集中してみ

るようにしましょう。

無駄、無理、むらを捨てて集中すること。

ネットやSNSをやめ、休息が必要。

このような状況下、必要なときに集中力を高め、仕事の生産性を高めるのには、上手に休憩の活用が必要です。

休憩するときには、心のストレッチをしましょう。

●やる気をアップする方法

やる気や意欲の中核である「線条体」は、意識の場である前頭葉とは遠いところにあります。

線条体は、もともと無意識に、意識と離れて自動的に行動を遂行することにかかわる部位ですから、意識の支配がなかなか届かない。だから、まず、具体的にイメージする。脳の運動野を刺激する。「とにかく始めてしまう」ことが大事なのです。

線条体は行動によって活動を高めますから、どんなきっかけでもいいので始めてしまえば、勝手に線条体の発火が起こる。

「やる気」が出てくるのをひたすら待っていても駄目です。

とりあえず始めてしまえば、やる気が勝手についてくるのです。

●「延髄」の重要性

延髄は恐怖や不安を感じる扁桃体から脊髄へとつながる経路の、いちばん脊髄に近い部位にあります。

扁桃体の情報を自律神経へ伝える重要な役割を担うとともに、自律神経自体の制御に関わっています。

運動するグループと運動しないグループの「延髄」の変化を見ると、運動するグループのネズミの延髄では神経細胞の突起は、半減しました。

突起が多いと、延髄の神経細胞が扁桃体から受ける情報が増えます。その過剰な情報が自律神経に伝わり、興奮させます。

しかし、運動することにより神経細胞の突起が減ると、受け取る情報が減り、延髄から適当な量の情報が伝達されるようになり、自律神経が興奮することもなくなるのです。

定期的に運動することが大切です。息が少し上がる程度の速さ、つまり体に少し負担がかかる程度の速度で歩く有酸素運動がいいです。

週三回、三〇分ずつ行いましょう。

●「忘れる」理由

忘れてしまった記憶は、「脳からすっかり消えた」と思いますか？

「忘れる」とは「思い出せなくなっている状態」なのです。

「消去記憶」といいます。古い記憶を思い出せないようにするための〝記憶〟が新たに書き込まれたということです。

つまり忘却とは脳にとっては「記憶の貯蔵庫にアクセスするな」という積極的な行動なのです。

ＤＭＮは、働きつづけているのです。「さまよう心」で堂々巡りしていると脳が疲れ切ってしまうのです。

忘却曲線を思い出し、時を待つ。そして、「今、この瞬間」に気づくことです。

●直感は正しい

自然界では直感的な判断は命に関わります。ライオンに追われたシカは逃げる方向を瞬時に決定します。理詰めで熟考する時間はありません。判断を誤れば餌食になってしまいます。野生の世界では瞬発的な直感が正しかった動物だけが生き延びることができたのかもしれません。

厳しい自然淘汰を経て洗練されてきた直感は、進化的に正しいのです。

ヒトはつい、自分の意思決定の能力に「知性」にもとづいていると思いたいのですが、私たちの直感は生物進化の産物そのものなのです。

●「ありがとう」の力

「ありがとう」を声に出し、反復すると、意識変容体験が起きることが証明されています。

「ありがとう」の五音は、すべて母音です。その母音を複数の人間が反復朗唱すると、倍音が自然発生します。

倍音とは、基音と比べて整数倍の周波数をもつ音です。耳に心地よい歌声や木管楽器などの音は、たいてい倍音を含んでいます。森林や海岸のように人工的な音がない自然環境も、倍音に溢れています。

倍音には耳では聞こえない超音波が含まれていて、その振動が体の骨格を通じて、中枢脳に運ばれます。そうすると脳が反応して、オキシトシンやβ―エンドロフィンのような快楽物質が分泌されるようになります。

そこで脳波も、ふだんのβ波からα波に変わり、深いリラックス感を味わうことになります。

意識を集中して「ありがとう」と一時間ほど唱え続けると、倍音は潜在意識から無意識まで到達し、脳波もα波からγ波に変わっていくことになります。

γ波になると、記憶力や直観力が増すだけでなく、副交感神経が優位になり、ストレスが減少し、健康増進に役立つのです。

●笑顔の力

人とかかわるとき、携帯電話を通して会話しているときと、面と向かって会話しているときとは、面と向かって会話しているときのほうが脳活動は高まります。

面と向かっているとミラーニューロンが働く。人の表情を読んだりもしなければならないので、その分、脳活動が活発になります。

実際、相手を理解しようとする会話や議論で、ワーキングメモリ機能が改善することが報告されています。

「笑うこと」だけでも楽しくなりますし、笑うとストレスホルモンが低下し、記憶力

もよくなり、また、免疫力も向上します。

笑うだけでも血糖値が下がるという報告もあります。

アウシュビッツでユダヤ人は、「腹が減ったら歌う、悲しかったら笑え」とストレスを軽減していました。

過去の因を知らんと欲せば、現在の果をみよ。未来の果を知らんと欲せば、現在の因をみよ――『心地観経』

未来にどんな結果が生まれるのかは、今、ここで、どういう種まきをするかで決まるのである。もし今、過ちに気づいて修正しなかったら、期待した結果は絶対に得られない。

今なすべきことをやらないで「明日がある」と漫然とすごすのは、まさに懈怠《けたい》（なまける）の心そのものだ。

因果の理法は厳然として恐ろしいことを肝に銘ずべきである。

明日いのちがあるという保証はない。

一日延ばしをくり返していたら、後悔と不安の人生で終わってしまう。

「一大事と申すは、今日只今の心也《なり》。其れをおろそかにして翌日ある事なし。総て遠き事を思いて謀《はか》ることあれども、的面《てきめん》（目前）の今を失うに心づかず」

——白隠の師・正受老人（道鏡慧端《どうきょうえたん》）

遠い先まで見通して考えることは大切だが、目前の今を見失っていることに心を働かせないのではいけない、という意味です。

今という時代、怒りすぎ、恐れすぎですよね。

「今日一日、怒らず、恐れず、悲しまず！」

人間は、天が、すなわち宇宙が形となってあらわれたものです。その心は常に「清く、明るく、美しく」あることが当然です。

天には間違いも、失望も、後悔も、汚れもないのです。

天が大事な人間に、つまらないものを押しつけてくるはずがない。が、実際には人間の心にはさまざまな汚れが付着している。

なぜそんなことになっているのだろう。

天風先生は、「心本来の姿は、八面玲瓏《れいろう》、磨ける鏡の如し」と言われた。

「生まれたままの人間は、丹念に磨き上げ、薄絹でそっと包んだ玉のように美しい。それが社会の波にもまれている間に汚れたり、歪んだりしてしまうのだ。

そんな汚れを除き去れば、もとの美しさを取り戻し、天から与えられた本来の神秘な力を発揮することができるのだ。

汚れのもとになるのが怒りや恐れだ。これらを一切相手にしてはいけない。

それには、『今日一日、恐れず、悲しまず』という心構えを持ち続けること。

そうすれば正真正銘の清らかな心の世界を保つことができる」

7章

積極的精神養生法
正直に、親切に、愉快に

●常に自分が積極的・肯定的か、消極的・否定的かを判断しよう

積極的精神養成法は、自分の能力を十分に発揮するための機能―感応性能を積極的にする方法です。

顕在意識を対象にした方法論です。

いついかなるときでも積極的な対応ができるように、自分の顕在意識に働きかけ、プラスの思考回路づくりを行うのです。プラスの思考回路ができてしまえば、運命が開けるのです。

そのためにはまず、「できる」「やれる」「大丈夫」という肯定的な発想からスタートしなければ成功はありえないのです。積極的・肯定的な人間になるための具体論を述べます。

内省検討

現在の自分の思っていることや考えていることが積極的・肯定的なのか、消極的・

否定的なのかを、常に客観的（第三者的）に判断し、積極的・肯定的なものを取り入れ、消極的・否定的なものを追い出す。

「人間の生命には、生まれながら与えられたる天賦の積極的精神というものがある。生まれながら与えられているのだから、この与えられたものを発想できないはずはないんだという厳然たる信念を、我とわが心に持つことである」と天風先生はおっしゃられた。

自分が積極的・肯定的なことを思っているのか否かを、今現在を客観的に自己評価することをすすめられた。


そこで、評価を下す基準として、天風先生は主な消極的な感情を並べました。
(a)怒ること、(b)悲しむこと、(c)恐れること、(d)憎むこと、(e)やきもちをやくこと、(f)恨むこと、(g)悩むこと、(h)苦労すること、(i)煩悶すること、(j)迷うこと
以上の一〇種類です。

これらは、「前頭葉」と「扁桃体―青斑核回路」のアンバランスの状態です。「前頭葉」と「扁桃体―青斑核回路」の上下関係が逆転してしまった状態なのです。

上記のようなストレス刺激が、「扁桃体―青斑核回路」を刺激し、過剰に活動してしまえば、前頭葉が抑え込めなくなってしまいます。交感神経に作用して、交感神経過緊張になり身体に症状を発生してしまうのです。

扁桃体―青斑核回路を刺激してしまうストレス・ホルモンが分泌されるのは、たったの九〇秒です。九〇秒たってもまだ怒りがおさまらないというのは、あなたの心が「扁桃体―青斑核回路」にハイジャックされてしまったのです。

こんなときは「何かに集中してみる」ことです。

こうした感情に照らし合わせてみて、冷静に自分の心の状態を評価してみる。これは思った以上に難しいのです。

●見方・心の置きどころをかえてみよう

自己評価の点数が低いと、いくら良いゴールを設定しても「どうせ私なんか」という思いに阻まれてしまいます。

まず、客観的になるのには、書き出してみましょう。

「ラベリング効果」といいます。

例えば、A型の人が血液型の本で「A型の人は几帳面」といわれて、それを納得してしまいます。「ラベルづけされる」と、つい意識して、それに合った行動をとってしまいますよね。さらにそのような行動をしたという事実から、ますますA型気質なんだと思い込むようになる。ますますA型気質人間になってしまうのです。

これを利用し、消極的を積極的にすることもできるのです。

消極的も積極的も実は隣り合わせ、裏表なのです。見方・心の置きどころをかえてみてください。

「神経質」→「細かいところによく気がつく」

「暗い・無口」→「もの静か」「口が堅い」

「せっかち、短気」→「決断が早い」「テキパキしている」

「感情的」→「ナイーブ」「感情が豊か」

「引っ込み思案」→「慎重」

●他人軸でなく自分軸で生きる

すべてのことの、できない理由を考えたら前には絶対に進まない。「できる」「やれる」「大丈夫」という肯定的な発想からスタートなのです。これがなければ成功への道は開かれません。脳の「やる気」の回路が駆動しないのです。

ここでも潜在意識と顕在意識の乖離がおこります。顕在意識が「ああなりたい！」と考えても潜在意識が「嫌だ！」と拒否してしまう。潜在意識には、その願いが届かないのです。「なんでできないんだ…」「自分はダメだ…」と。

自分の望むゴールに向かって、私たちは自分の能力に対して自分勝手に自己評価してしまいます。エフィカシー（自己効力感）が低下し、それがどんどん低下してしまうのです。潜在意識は、「これくらいでも生きていればいいんだ」と、低空飛行のままを選んでしまいます。

このとき大切なのは言葉なのです。人間は言葉で考え、行動を起こす。言葉で、発想が規定される。だから「駄目です」「無理です」「できません」という言葉は使わないことです。

「大丈夫！」「できます」という積極的・肯定的な言葉から活路は拓けてくるのです。

もし、あなたが「できません」を最初から考えてしまう人間になっているとしたら、今、この瞬間から変えてほしい。「できます」「大丈夫」派へ。

そうすれば、できない理由で、どうあがいても抜け出せない袋小路に道ができるはずです。

そういう積極的・肯定的な人間になるためには楽観と歓喜、溌剌とした勇気と平和に満ちた言葉でのみ生きることです。天風先生は、このことをいつも口をすっぱくして言われたそうです。

自分自身に対してばかりではない。お互いを勇気づける言葉、積極的になれる言葉を使うことが大切です。

では、これからはどういう意識で「内省検討」すればいいのかということが大切です。

まず大切なことは、**「他人軸でなく自分軸で生きる」**ことです。常識とか概念とか科学的知識なんかどうでもいいんです。「～すべき」思考を捨てる、五感を信じることです。

天風先生は、**「観察判別を行う心は、肉性意識や心性意識であっては断じてならない。純聖なる霊性意識であらねばならない」**と言われた。

さらに、「霊性意識で判別せよ」ということは、「本心・良心で、現在精神の状態が積極か消極かを見極めることである。本心・良心には、不公平もなければ、屁理屈もないから、鏡にうつしたのと同様、その心のあり方のまま感得されるから即座に厳正公平なる判別が下せる」と言われました。

●本心・良心に従った行動をとること

天風先生は、肉性意識、心性意識、霊性意識の三つの意識レベルがあると言います。

◎肉性意識

主に本能心から発する意識です。これは食欲、性欲、睡眠欲などレベルの低い感情です。欲の脳「視床下部」の脳の働きです。

自己保存の心から発するため、自分本位になりがちです。

です。

◎心性意識

ものの善悪、正誤を見分ける理性から発した意識です。恐怖心や羞恥心、悲しんだり、煩悶したりするという複雑な感情です。動物脳「大脳辺縁系・基底核」等の働きです。

◎霊性意識

もともと人間に具わっているもので、雑念・妄念を払いさえすれば現れる意識です。

本心・良心ともいいます。

本心（intrinsic mind）というのは、本気とか本性とかいう言葉もあるように、本来そなわっている固有の心で、うわべでない本当の正しい心をいいます。

天風先生は、**この本心にもともとそなわっているのが、「真」と「美」であると言う。**真は「まこと」の姿であり、美は完全な調和の姿である。

良心（conscience）とは善と悪に対する個人の道徳意識で、悪をしりぞけて善を行うように仕向ける働きを持った心である。天風先生は、この良心の働きによって「善」が活動を起こすのだと言う。善というのは、天風先生によれば、それは「絶対愛」が発露された心意、または心情をいう。

この霊性意識こそ宇宙創造の根本主体と直接結びついている心意なのだということは、天風先生が強調されるところです。

この本心・良心に従った行動をとることが正義の実行につながります。信念とはだれもが認めるような正義の実行において持ち、その信念を実らせるために、人間は情熱を持たなければならない。

「世の中に右も左もなかりける、真中一筋まことの一本」

素直な心で内省検討すれば、正しい評価ができます。

「素直な心とは、何ものにもとらわれることなく、物事の真実を見る心です。私心、私利私欲にもとらわれず、物事のありのままを見、物事の実相を明らかに見る心です」と天風先生は言います。

天風哲学の特徴は、霊性意識へと意識レベルを高めていくことにある。

「常に自己の心的態度を厳かに監視せよ」と天風先生はつけ加えられています。**何事においても〝怒らず、怖れず、悲しまず〟の「三ず主義」を忘れるな**ということであります。

「常に積極的な態度で、一切の事物対象に対応することを心がけるべし」と天風先生は強く力説されました。

●心にやましく感じることはしない、というのが正義の実行

天風先生は、人間を越えるものとして霊、霊の下にある心、心の下に肉体がある、心の第一の特長として理性がある、と言われました。

理性の特長として、「善悪を判断する」という働きがあります。しかし、昔は正しいと思われていたことが今では正しくないという例もあります。またその判断を自分自身が従うことができるかどうかがあります。「わかっていても従わない」ということもあります。人間らしいともいえるのです。

「正義」とは、だれが見ても正しい、良いものと考えられるものでなければならない。「正義とは別に難しいことではない。要するに人間だれしももっている本心・良心にもとらない行いをすることが正義の実行となる」と天風先生はおっしゃられた。

心にやましさを感じることはしない、気がとがめることはしない、というのが正義の実行です。

泥棒は、決して昼間、堂々と大勢の人が見ている明るい中ではやらない。必ず夜の暗いうちにやる。なぜなら、人に見つかれば捕まるからだ。なぜ捕まる。悪いことをしたからだ。するとやっぱり悪いことだと思っていることになる。だから明るいときにはやらないのである。そう思わせるのは良心があるからだ。

だから悪いことをする人は、必ずコソコソ隠れてやるとか、人にばれないようにやる。気がとがめるのである。人間はだれでも本来の良心がある。その良心にもとるから、心のやましさがその人をして、陰のある行動をとらせるのである。

「本心・良心にもとった言葉や行ないは、それ自体がすでに消極的なのである。本心・良心にもとると、やましい観念のために心の力は委縮してしまう」と天風先生はおっしゃった。

本心・良心を基準とした思考回路で行動することを教えてくれました。

つねに思考を積極的肯定的な方向に導けば、自分本来に具わった心の力がじわじわと湧いてくるのです。

「まず何をおいても心を生命の道具として使いこなしていける『意志力』を出す人間にならなければだめだ」と言われました。

●「嘘でもいいから笑ってみな」

暗示の実験結果です。

パソコンルームの壁紙に紙幣のような壁紙（絵柄）を使っていると、人は冷たく自己中心的になったり、寄付をしぶったり、ほかの人から離れた場所に坐ったりするようになる。

面接を受けにきた人にアイスコーヒーを出すと、その人は無意識のうちに面接官を冷たく感じが悪い相手と感じるようになる。

ほんのすこし洗浄液の匂いをつけた部屋にいると、人はそれまでよりもきれい好きになる。

会議の席でテーブルにブリーフケースを置くと、急に競争意識が高くなる。

ちょっとしたことが大きな影響を与えるのですね。

暗示の分析とは、何事にもプラスに受けとるかマイナスに受けとるかによって、行動や結果が正反対になることが多いのです。

マイナスに受けとれば、気持ちは消極的になり、行動に勢いがなくなってしまう。だから、日常生活の中で常に自分の心の姿を内省検討する必要があります。そしてマイナス思考する心や消極的な言動があれば、その心を積極的な方向に向けなければいけないのです。

しかし、われわれの生きている環境そのものが、つねに暗示に満ちています。特にマスメディアの暗示に漫然と接触していると、知らぬ間にマイナスの暗示に感化され、自分の心を消極化させてしまうのです。そこで、暗示の分析が欠かせないのです。病気もそのひとつです。胃潰瘍の患者が減少したかと思うと、今度は潰瘍性大腸炎です。心の風邪ですとばかりに、うつ病です。これなんか他面暗示の最たるものです。暗示の分析を通して、プラスの他面暗示を受けとるように意識的に働きかけるようにしてください。

天風哲学に触れた人は、もうすでに気づいていると思われますが、ごく自然に積極的な暗示を受け入れる準備と決意ができていると思います。

出かけるときに雨が降っている。普通は嫌な雨だなと思う。しかし、そこをマイナス思考だと内省検討して切り替える。清めの雨だと考える。

また、雨にぬれたら風邪をひいてしまいます、と次々にマイナス思考になります が、「バカは風邪をひかない」と考え、このバカを「馬力」にすればいいのです。

こういう心の切り替えが必要なとき、天風先生は、**「嘘でもいいから笑ってみな」**と教えます。

このとき前述の「シベリア北鉄道」の六秒ルールを思い出してください。口調のいい言葉が素早い効き目があります。口調のいい言葉は、覚えやすく、好感がもてて口にしやすいのです。

「プラス思考に」といっても、辛い、悲しい現実に直面すると、なかなか切り替えられないことが多いのです。そういうときに、「嘘でもいいから笑ってみな」を実行してみるといい。笑ってみるだけで、心の向きは確実に違ってくるものです。セロトニンが分泌されるのです。また、大泣きしてみるのもいい。

そして、「嘘でもいいから笑った」その後は、積極的・肯定的な言葉を口に出してみる。口に出せるようになっていれば、もうすでに、おちついて客観的に暗示の分析を行っているので、あなたの心は前向きになっているはずです。

セロトニン分泌だけを考えれば、笑っても、泣けばおなじですが、泣けば心臓発作の危険が増えてしまうという研究もあります。心の態度がいったん、積極的・肯定的にできあがってしまうと、意識的な「暗示の分析」をしなくても、マイナス暗示をはねのけて、病的刺激をなんなく吹きとばしてくれるのです。

もうひとつ。太陽の効果も忘れずに。太陽の下に三〇分以上いた場合、気分はもちろん記憶力の向上することもわかっています。

●明るく、朗らかに、生き生きと

天風先生は、人に接するときはどんな場合でも、まず自分自身の心の態度を積極化にしておくことだと言われた。言い換えれば、どんな場合にも、他人に対しては消極的な心で接してはならないということです。

特に不健康な人や悲運の人に対しては、鼓舞、激励の言葉以外は口にするなと教えられました。相手の心に積極的な暗示となるものを、心の糧として贈ることの大切さを、いつも強調されたのです。

明るく、朗らかに、生き生きと……。私自身、どこまでできていたかどうかはわからないが、意識しているのと、していないでは大きな差になります。

幸いにも、私どものクリニックでは、笑いの絶えない診療をすることができ、ありがたいと思っております。天風先生のお言葉の「**心まで病ませるな**」のメッセージが伝わってくれているのです。感謝、感謝。

二つ目は、「**言行の積極化**」です。

自分が絶えず弱音を吐き、消極的な態度に固執していれば、病は治らず、運命は変わりません。

天風先生は、「ソリロキズム（つぶやきの自己暗示）」を実行せよと教えます。

ソリロキズムとは、観念で独り言を言う方法です。

「こんなことで腹が立つか。こんなことで負けるもんか。自分はそれより以上、強い、強い、力の結晶だ！」と、消極的感情を否定し、心の中で、強くたくましい決意を繰り返すのです。心の中の消極的感情に打ち克ってこそ、言行を積極化することができるのです。

運命を決定するのは、結局、積み重ねなのです。運命を変えるには、いつも天風先生が言った「正直、親切、愉快」という正しい考え方、正しい生き方をしなければいけないのです。

●「スマイル」チャップリン

どんなに心が痛んでも、どんなに苦しくてもほほえもう。ほほえめば、きっとこの人生が捨てたもんじゃないとわかるから……。

人は楽しいから笑うのだけれど、笑っていればなぜか楽しくなってくるもの。笑っているうちに自然と楽しくなってくるということです。

笑顔の人は、その印象が強く記憶にも残りやすいですよね。好感度抜群になり、皆も元気になります。

笑顔であるだけでコミュニケーション力も上がってしまいます。これを「笑顔の優位性」といいます。

どんな人にも快活に対応しろ。できるだけ人を好きになるように努力せよ。

その努力を結果に結びつけるポイントは、他人の落ち度を忘れるようにすることである。天風先生はよく、「他人の落ち度は許すよりも忘れるようにしろ」と言われました。

面白いことに、欧米人は、「決して忘れないが許す」ということを口にする。日本人は、「許さないが忘れる」と言う。

許さないが忘れるということは結局、許す許さぬということも忘れるということです。人間は感情の動物です。確かに許すということは難しい。いっそのこと、心を切り替えて忘れるようにしたほうが簡単です。

●「あなたもハッピー、私もハッピー、オール、ハッピー」

われわれはものを考えるときには、自分の知っている言葉で考える。自分の知らない言葉で考えることは絶対にできません。自分の知っている言葉で考えたとき、考えたことが態度に出てくる。そして態度に出たことは、当然行動に現れる。そしてその行動がくり返されれば、習慣になる。それが今度は自分の運命を作ることになる。

われわれは自分自身に対しても、心配とか悲観や、さらに自分をいじめるような言葉は絶対に使ってはならないのです。その言葉は必ず広がり、周囲にもその影響を与えることになるでしょう。

口から発するのは、いつもプラスになるような、明るく快活な言葉であるように心がけなければならないのです。

そして、たとえ不幸な出来事が起ころうとも、不平不満を吐き出すのではなく、それを感謝の言葉に変えてしまいましょう。

「感謝」する気持ちを持つ、ということを、天風先生は「正直、親切、愉快」という三つの行いの実践によって示せとおっしゃった。たしかに不正直、不親切、不愉快な生活からは、感謝の気持ちは生まれない。

感謝の気持ちを持って生きていくには、嘘偽りのない「正直」をモットーにすることが必要です。

「自分が、自分が」という前に、人に親切にするという行為の中で、「あなたもハッピー、私もハッピー、オール、ハッピー」という生き方を求めることが、つまり感謝の行動の現れでしょう。

そして同時に愉快に生きることを旨としましょう。愉快な気分というのは、いかにも楽しく、満ち足りていて心地よく、豊かさを感じさせます。

天風哲学でいえば、それは人生を「長く、強く、広く、深く」生きることにつながります。長生きをして人生を楽しむ、それをただ生きるのではなく、健康で強く生きなければならない。そして幅広い人間関係を通じて、社会的に受け入れられ、皆にとって自分が有用な人間として認められるし、自己の真人生を建設せんとする心の豊かさを持つことができるのです。

感謝すること自体は、非常に愉快なことなのです。

いかなるときでも、正直に、親切に、愉快に行動ができるようにみずからを律していくことが必要なのです。

天風先生はまた、「嬉しい、楽しい、有難いという言葉を言ったときには、何ともいえない快さを、その気持ちの上に感じる」と言われました。

自分の発する言葉により、自分自身の気持ちが快くなれば、自然と愉快になり、明るく楽しくなる。そして周囲の人の心を明るくしていくというものです。

「人生に不平や不満を感じるようであれば、自分の心がまだ卑しいのだと考えろ。何か欲しいなと思う。欲しいと思ったものが手に入らなかったら、現在あるもので辛抱しなければならない。そのとき、ああつまらないと思う人は不幸だ。ああありがたいと思えば幸せだ」と天風先生は言われた。

「不平不満を抜きにして、すべてをありがたい方面から考えるようにしなさい」とつけ加えられたのです。

あとがき

天風先生は、「私の教えの中でもっとも中心的な考え方は、この世に生きる人々が、本当に幸福に生きられるような、もっと明るい世界を作ろうということだ」と言っておられます。

本当に幸福に生きるためには、元気で健康にすごすということが大切でしょう。「ＰＰＫ」ピンピンコロリは誰でもが望んでいることです。

どうしたらできるのでしょう？

天風先生は結核から回復し、私たちに元気を与えてくれました。そして九二歳まで活躍されました。

抗結核剤等のない時代、明治時代です。一九五一年の罹患率が人口一〇万人対六九八・四人からわずか七〇年弱の経過で、現在では罹患率は一三・九人まで低下しています。しかし薬物耐性結核菌は大問題です。

天風先生はどうして回復されたのでしょうか。

それを追求して、ヒマラヤ山中での過酷な修行をどうこなしたのかを調べると、長寿村で有名なパキスタンのフンザ村に辿りついてしまいました。

今回、マインド・フルネスという宿題をいただいて、心と脳と身体と栄養についいて、なぜこんなにあたり前のことに気づいていなかったことかを痛感しました。

「呼吸法」「水」「運動」と「栄養」がいかに大切か！

生きるとは……。

天風先生の愛弟子清水榮一氏に師事し、「日本を源氣にする会」のお手伝いをしていて気づかなかったことを、この本で明らかにしたいと思いました。

勇気一番、この人生を氣品を持って正々堂々と、雄大に生きるための方法論を述べさせていただきました。

自分は人間として、人間本来の人生を送らなければならない。人間として幸せな人生を送っているという実感を持って、初めて人の世に役立つことができるのです。

こんなとき「そうだと気づいた、そのときがあなたのバースデーです」を思い出してください。

気づくに遅いも早いもないのです。そうだと気づいたそのとき、あなたはこの本を読む前とは違う自分と向き合っているにちがいありません。その新しい自分への慈しみの心をもって、できるところから始めてほしいのです。

いつもワガママを通して困らせてしまっているＫＫロングセラーズさんに心より深く感謝の意を表したいと思います。

いままで出した本のまとめとして、この落語（伍？）原稿に真剣につきあってもらった富田志乃氏に感謝・感謝です。

伊藤　豊

参考文献

境野勝悟　手ぶら人生　禅が教える「いい歳の重ね方」　三笠書房
境野勝悟　心がスーッと晴れる一日禅語　三笠書房
境野勝悟　超訳般若心経〝すべて〟の悩みが小さく見えてくる　三笠書房
松原哲明　こころの深呼吸　すっと気持ちが楽になる禅語　永岡書店
永井政之　ふっと心がかるくなる　禅の言葉　永岡書店
酒井大岳　気持ちがホッとする禅のことば　静山社
枡野俊明　おだやかに、シンプルに生きる　PHP研究所
枡野俊明　禅、シンプル生活のすすめ　三笠書房
枡野俊明　禅「心の大そうじ」　三笠書房
枡野俊明　リーダーの禅語　三笠書房
枡野俊明　禅、比べない生活　三笠書房
枡野俊明　心配事の9割は起こらない　三笠書房
平井正修　心がみるみる晴れる　坐禅のすすめ　幻冬舎
松原信樹　やさしい禅の教科書　PHP研究所
久賀谷亮　世界のエリートがやっている最高の休息法　ダイヤモンド社
中島正明　「脳が目覚める瞑想」で願った未来がやってくる　サンマーク出版
サンガ編集部　マンガでわかる　グーグルのマインドフルネス革命　サンガ

参考文献

人見ルミ　マインドフルネス思考　あさ出版
渡部昇一　中村天風に学ぶ成功哲学　致知出版社
リチャード・ワイズマン　その科学が成功を決める　文藝春秋
高田明和　言霊力　春秋社
高田明和　心がまぁーるくなる禅のおはなし　KKベストセラーズ
高田明和　人生が開ける禅の言葉　PHP研究所
青木清彦　やさしい禅問答入門　ブレーン出版
猪俣武範　働く人のための最強の休息法　ディスカヴァー・トゥエンティワン
茂木健一郎　続ける脳　SBクリエイティブ
町田宗鳳　「ありがとう禅」が世界を変える　春秋社
生田　哲　脳地図を書き換える　東洋経済新報社

本書は2018年9月に出版した新書判を
改題改訂して書籍化したものです。

今すぐストレスフリーになれる
「マインド・フルネス」の習慣

著　者　伊藤　豊
発行者　真船美保子
発行所　KK ロングセラーズ
東京都新宿区高田馬場 2-1-2　〒 169-0075
電話（03）3204-5161（代）　振替 00120-7-145737
http://www.kklong.co.jp

印刷・製本　大日本印刷（株）
落丁・乱丁はお取り替えいたします。※定価と発行日はカバーに表示してあります。
ISBN978-4-8454-2471-9　Printed In Japan 2021